福祉・介護職のための
病院・医療のしくみ まるわかりブック

杉山孝博 監修
川崎幸クリニック院長

利根川恵子 著
医療介護ジャーナリスト

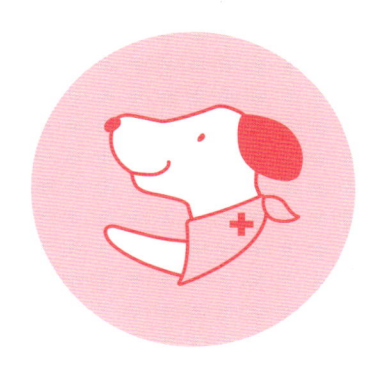

中央法規

はじめに

　医療連携の取材でこんな話を聞いたことがあります。その病院では、リハビリ病院の転院受け入れを待つために、患者さんの入院が数週間単位で長引いてしまうことが課題でした。リハビリ病院になるべく早い受け入れを頼んでも、状況は一向に改善しませんでした。
　解決の糸口になったのは互いの病院の見学会でした。その病院の医師や看護師は、リハビリ病院を見学して初めて診療体制や設備などが自院と異なり、受け入れ可能な患者像に大きな違いがあることが理解できたそうです。そして、違いを認識し双方の病院で対策を話し合ったことが、連携の出発点になりました。
　医療を必要とする要介護高齢者が増えるなかで、介護・福祉職と医療職の連携が重視されています。しかし、連携はまだスムーズとはいえないのが現状です。制度や職種の役割、成り立ちなどの違いが、1つの"壁"になっているのではないかと感じます。
　本書では、介護現場からは見えにくい病院や医療のしくみを紹介しています。医療現場を知ることが連携のヒントになれば幸いです。
　社会医療法人財団石心会川崎幸クリニック院長の杉山孝博先生には、本書のご監修とともに、企画や取材に至るまでご協力をいただきました。また、多くの方に取材で貴重なお話をうかがいました。篤く御礼申し上げます。そして、デザイナーの澤田かおり氏、中央法規出版の森夏希氏なくしては、本書は刊行できませんでした。心より感謝いたします。

2015年6月

　　　　　　　　　　　　　　　　　　　　医療介護ジャーナリスト
　　　　　　　　　　　　　　　　　　　　　　　　利根川恵子

目次

はじめに …………………………………………………………………… 1

第1章 医療機関の種類と役割

1 介護と医療の連携が注目される理由 ………………………… 6
2 「病院」と「クリニック」の違いは？ ………………………… 10
3 病院のタイプと治療ステージ ………………………………… 12
4 治療ステージと退院前の確認ポイント ……………………… 16
5 特別の役割・機能がある病院 ………………………………… 18
6 病院間で治療を分担する時代に
　──機能分化と入院医療 ……………………………………… 20
7 大病院の外来が混んで困るのは？
　──機能分化と外来（通院）医療 …………………………… 24
8 専門医とはどんな医師？ ……………………………………… 26
9 医師の専門は診療科名ではわからない!? …………………… 30
10 増える認知症とこれからの医療体制 ………………………… 34
11 病院はどこにでもつくれる？
　　──医療計画と地域の医療体制 …………………………… 38
12 今後の医療・介護の役割分担と地域包括ケア ……………… 42

第2章 入院から退院までの流れ

1 入院の2つのパターン ………………………………………… 48
2 病床の種類で入院費は変わる!? ……………………………… 52
3 入院期間の目安は？ …………………………………………… 56
4 病院の各職種の役割 …………………………………………… 64
5 病棟看護師と患者の関わり …………………………………… 66
6 電話や訪問はいつすればいい？ ……………………………… 70
7 入院時に医療職が必要とする情報 …………………………… 72
8 退院調整・支援が重視される理由 …………………………… 76

9	退院調整のしくみと流れ	80
10	入退院に関わる支援部門	86
11	医療職からの情報収集のポイント	92

第3章 地域の医療資源

1	病院から地域へ① 患者紹介のしくみと流れ	98
2	病院から地域へ② 医療連携と地域連携クリティカルパス	102
3	診療所もいろいろ──機能と役割	106
4	在宅医療を提供する医療機関	112
5	かかりつけ医との連携のポイント	116
6	訪問看護	120
7	訪問リハビリテーション	126
8	訪問歯科	130
9	保険薬局	134

第4章 医療に関わる制度とお金のはなし

1	公的医療保険のしくみ	140
2	保険でカバーされる医療とされない医療	144
3	変わる医療費のしくみ──出来高払いと包括払い	148
4	医療費負担を軽減するしくみ	152

医療とつながる実務 Q&A

入院・外来医療

	急性期病棟への入院期間	162
	リハビリ病院の入院の条件	164
	療養型病院の入院期間	166
	退院支援と地域の医療資源	167

3

✚	退院支援の対象	168
✚	認知症のBPSDへの対応	169
✚	異なる医療機関の情報共有	170

在宅医療

✚	医師や薬剤師の居宅療養管理指導	172
✚	居宅療養管理指導と往診・訪問診療	174

薬関連

✚	薬に関する相談	175
✚	薬局薬剤師の役割	176
✚	薬の管理	178
✚	ジェネリック（後発医薬品）	180

ケアマネジメント

✚	主治医意見書の作成	182
✚	医師からの情報提供	184
✚	入院中のケアマネジャーの関わり	186
✚	訪問マッサージ	187

介護施設

✚	介護老人保健施設入所者の医療機関受診	188
✚	施設入所者の他院受診と診療情報	189

索引 190

第1章
医療機関の種類と役割

1 介護と医療の連携が注目される理由

図1 診療報酬改定と介護との連携の変遷

年度	制度の流れ	介護との連携に関わる主な項目
2000年度	介護保険制度創設	
2006年度	診療報酬・介護報酬同時改定	**在宅療養支援診療所の創設** **地域連携退院時共同指導料** 退院時カンファレンスで在宅の多職種チームの関わりを評価
2008年度	診療報酬改定、後期高齢者医療制度創設（75歳以上）	**退院時共同指導料の多職種連携加算（2000点加算）** 退院時カンファレンスを多くの関係職種（ケアマネジャー含む）で開催することを評価
		在宅患者緊急時等カンファレンス料 在宅患者の急変時に、在宅医療に関わる医療職やケアマネジャーと行うカンファレンスを評価
2010年度	診療報酬改定	**介護支援連携指導料** 入院中からのケアマネジャーとの連携による患者などへの情報提供を評価
		入院基本料等加算…総合評価加算 介護保険被保険者を対象に、退院後の介護サービスの必要性などを総合評価することへの点数
		救急・在宅等支援療養病床初期加算 在宅や介護保険施設の患者の入院受け入れを評価
2012年度	診療報酬・介護報酬同時改定	**救急・在宅等支援病床初期加算** 在宅や介護保険施設の患者の入院受け入れを評価
2014年度	診療報酬改定	**リハビリテーション総合計画評価料…** **入院時訪問指導加算** 入院前後7日以内に、退院後生活する自宅等を訪問し、住環境等を評価することへの点数
		介護保険リハビリテーション移行支援料 外来の要介護者に対し、ケアマネジャーなどとの連携により、介護保険のリハビリに移行させたことを評価
		地域包括診療料、地域包括診療加算 診療所や中小病院のかかりつけ医が、複数の慢性疾患をもつ患者の総合的な医療管理を担う主治医機能を評価。介護保険の相談対応、主治医意見書の作成の実施なども条件

医療と介護が重なる領域が広がっている

　医療分野では、近年、介護との連携への関心が高まり、診療報酬でも連携を評価した点数が増えてきています。なぜ、連携が重視されているのでしょうか。

　現在、医療ではある程度状態が安定したら、療養の場を医療機関から、自宅や有料老人ホーム、介護保険施設などに移行させる動きが強化されています。たとえば、急性期病院ではより多くの患者に救急医療や専門的治療を提供するために、できるだけ短い入院期間で集中的に治療を行うことが求められ、以前に比べると早い段階で退院させる例が増えています。

　加えて高齢者数の増加もあり、①治療終了後も生活面などでサポートを必要とする人が増えたこと、②入院の長期化を避けるため、病院側が早くから退院後の療養の準備に取り組むようになったこと、また③自宅、介護保険施設などでの療養が推進されるなかで介護が関わる領域が広がっていること、などが連携ニーズの高まりの大きな理由となっています。

在宅医療の強化がきっかけに

　医療と介護の連携が、だんだんと重視されるようになってきたことは、診療報酬改定の変遷からも一目瞭然です（図1）。診療報酬で在宅医療強化の方針が強く打ち出されたのが、介護報酬との初の同時改定となった2006年度です。

　訪問診療などに力を入れる診療所を手厚く評価した「在宅療養支援診療所」が創設されるとともに、在宅医療における多職種の関わりが重視されるようになり、患者の在宅生活を支える介護職との連携にも目が向けられました。介護報酬においても、医師の居宅療養管理指導の算定要件にケアマネジャーなどへの情報提供が明記されました。

1 介護と医療の連携が注目される理由

報酬が「連携」を後押し

　2008年度改定では、医療職とケアマネジャーとの情報・方針の共有が重視され、退院前のカンファレンスなどへの参加職に、ケアマネジャーが盛り込まれました。それを受け2009年度介護報酬改定で

図2 進む医療と介護の連携

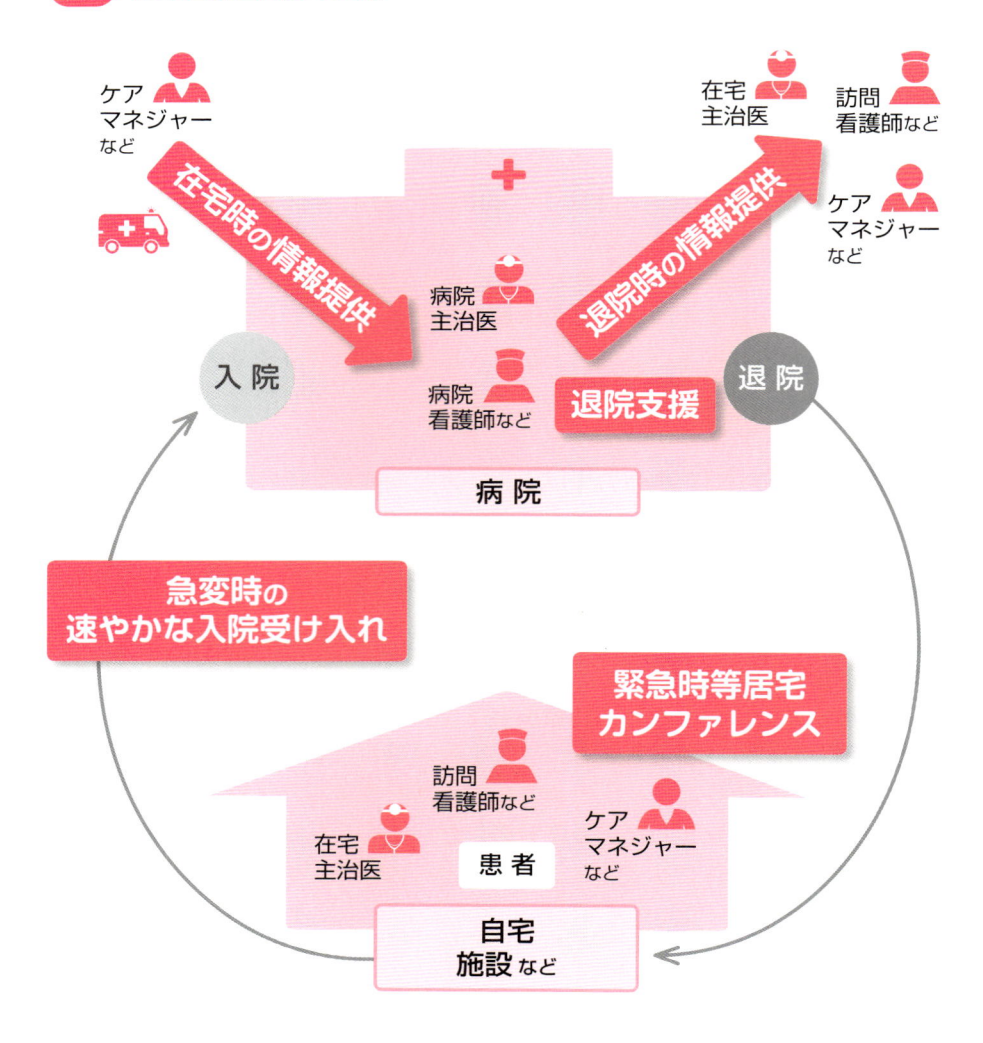

- 在宅時の情報提供（ケアマネジャーなど → 病院主治医・病院看護師など）
- 退院時の情報提供／退院支援（→ 在宅主治医・訪問看護師など・ケアマネジャーなど）
- 急変時の速やかな入院受け入れ
- 緊急時等居宅カンファレンス
- 入院 ／ 退院 ／ 病院
- 自宅・施設など（在宅主治医、訪問看護師など、ケアマネジャーなど、患者）

は、ケアマネジャーに対して退院前の医療職からの情報収集や、利用者の入院時の病院への情報提供などが評価されています。

　2010年度診療報酬改定には、病院の医療職からケアマネジャーへの情報提供を評価する点数も新設されました。こうした動きは、入退院時の情報共有や、早期の介護支援介入による退院後の受け皿づくりを促すものといえるでしょう。

早く、スムーズに在宅につなぐための退院調整

　また病院では、2010年度頃から、高齢の要介護者など退院後の在宅復帰に際して課題が生じやすい人に対し、早くからサポートを行い、スムーズに退院につなげる退院調整（退院支援）も重視されるようになりました。退院支援では、必要に応じて介護保険の手続きの説明や、居宅介護支援事業所、介護保険施設などの紹介も行われます。それにより、現場の医療職のなかでも、介護との連携の必要性が以前より認識されるようになってきました。

　一方、在宅などでの療養の推進に伴って、病状の悪化時に入院を受け入れてくれる医療機関が必要とされるようになってきました。そこで、地域の身近な病院などに対し、在宅などの利用者の急変時のバックアップ体制が評価されるようになっています。

　地域で医療・介護・生活支援などを一体的に提供していく地域包括ケアシステムが指向されるなかで、今後は医療・介護の連携がますます重視されると予想されます。

●介護の視点●

　介護分野でも、医療ニーズをもつ利用者の受け入れや看取りでの必要性などから、介護保険施設やグループホームなどで医療との連携を評価する点数も増えています。このように医療の側からみても、介護と連携することでたくさんのメリットがあることがわかります。

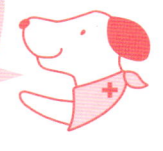

2 「病院」と「クリニック」の違いは？

図3 病院と診療所

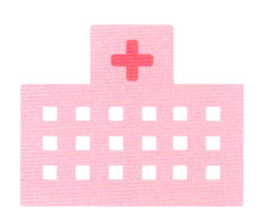

入院用ベッドが **20床以上**
病 院

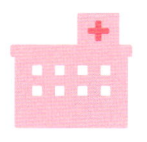

入院用ベッド **あり**
有床診療所

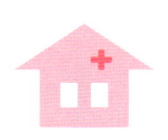

入院用ベッド **なし**
無床診療所

入院用ベッドが **19床以下**
診療所

図4 外来医療の役割分担のイメージ

● **大きな病院** ●

現在
- 入院
- 外来

↓

今後
- 入院
- 外来（専門化）

主に**入院医療**を担当
外来は**専門外来**のみ

● **診療所や中小病院** ●

現在
- 入院
- 外来

↓

今後
- 入院
- 外来・訪問診療等
  主治医機能の強化

主に**外来医療**と**在宅医療**を担当

中央社会保険医療協議会資料「外来医療の役割分担のイメージ」より一部改変

「20床」が分かれ目!?

　医療機関には、「○○病院」「○○クリニック」などさまざまな呼び名がありますが、大きく病院と診療所とに分けられます。「○○病院」「○○医療センター」といった名称は病院で、「○○医院」「○○クリニック」という名称は主に診療所です。

　病院と診療所の違いは入院用のベッド（入院病床）の数にあります。入院病床が20床以上あるものを病院、19床以下のものを診療所といいます（図3）。

病院と診療所で医療費は違う？

　2013年10月1日現在、病院は全国に約8500施設、診療所は約10万施設あります。病院に比べると診療所のスタッフ配置の基準はゆるやかです。特に、病床をもたない診療所では医師が1人いればよいため、開設しやすくなっています。

　医療費（診療報酬）の計算のしくみも、診療所と病院では違いがあります。外来で診察を受けたときの基本料金（初診料や再診料など）は、以前は病院より診療所のほうが高かったのですが、今ではほぼ同じ額になりました。

　ただし、200床以上の大きな病院では、そこに一部の検査費用が盛り込まれるなど、200床未満の中小病院や診療所に比べてやや損なしくみになっています。その背景には、大きな病院の外来は専門的なものに絞り、診療所や中小病院を外来医療の主な担い手としたいという国の方針があります（図4）。

●介護の視点●

　診療所などの医師が、複数の慢性疾患をもつ人を診る「主治医機能」も強化される方向で、高齢者は、診療所との関わりが大きくなると予想されます。

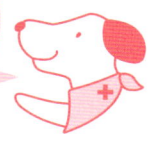

第1章　医療機関の種類と役割

3 病院のタイプと治療ステージ

図5 一般病床と療養病床の主な基準の比較

一般病床

看護職員 患者3人につき1人以上

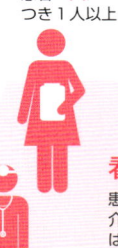

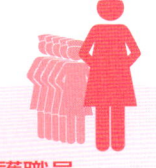

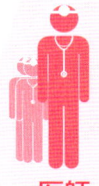

医師 患者16人につき1人以上

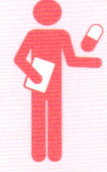

薬剤師 患者70人につき1人以上

1ベッド当たりの広さ 6.4m²以上

● 必要な設備
各科専門の診察室、手術室、処置室、臨床検査施設、エックス線装置、調剤所、給食施設など

療養病床

看護補助者 患者4人につき1人以上

看護職員 患者4人につき1人、介護療養型医療施設の場合は患者6人につき1人

医師 患者48人につき1人

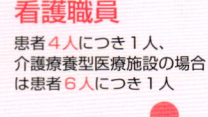

薬剤師 患者150人につき1人以上

1ベッド当たりの広さ 6.4m²以上

● 必要な設備
一般病床に必要な設備に加え、機能訓練室、談話室、食堂、浴室

> 急性期治療などが提供される一般病床では専門職の人数が多く、療養病床では機能訓練室や談話室、食堂など長期療養を想定した設備が必要とされています。

病院のタイプは"ベッド"で決まる!?

　介護保険施設では、同じ種類の施設ならば、全国どこでも基本的な機能はほぼ変わりません。ところが"病院"の場合、救急医療や手術を中心とした施設から、リハビリに力を入れる施設、長期療養を提供する施設など、かなりバラエティに富んでいます。
　こうした病院のタイプは、どのような機能の入院ベッド（病床）をもっているかでおおよそ決まります。そして病床の機能は、医療法と診療報酬で位置づけられています。

9割が「一般病院」

　医療法では、病院の病床を「一般病床」「療養病床」「精神病床」「感染症病床」「結核病床」の5つに区分しています（表1）。病床ごとに、医師や看護職員などのスタッフ配置や、1病床当たりの面積などが定められています（図5）。

表1　それぞれの入院病床の役割

病床の名称	病床の機能
一般病床	精神病床、感染症病床、結核病床、療養病床以外の病床
療養病床	主として長期にわたり療養を必要とする患者を入院させるための病床
精神病床	精神疾患のある患者を入院させるための病床
感染症病床	危険性の高い感染症*1の患者を入院させるための病床
結核病床	結核の患者を入院させるための病床

*1　感染症の予防及び感染症の患者に対する医療に関する法律(感染症法)に規定する一類感染症(ペスト、マールブルグ病など)、二類感染症(結核を除く)、新型インフルエンザ等感染症、指定感染症

診療報酬で分けられる病床のタイプ

　こうした法律上の分類とは別に、実際の機能に対応した病床の線引きをしているのが診療報酬です。急性期治療を行う「一般病床（病棟）」、長期療養を担う「療養病床（病棟）」といった区分をベースに、細かく病床の機能を設定しています。

第1章　医療機関の種類と役割

3 病院のタイプと治療ステージ

図6 治療の流れと病院タイプ

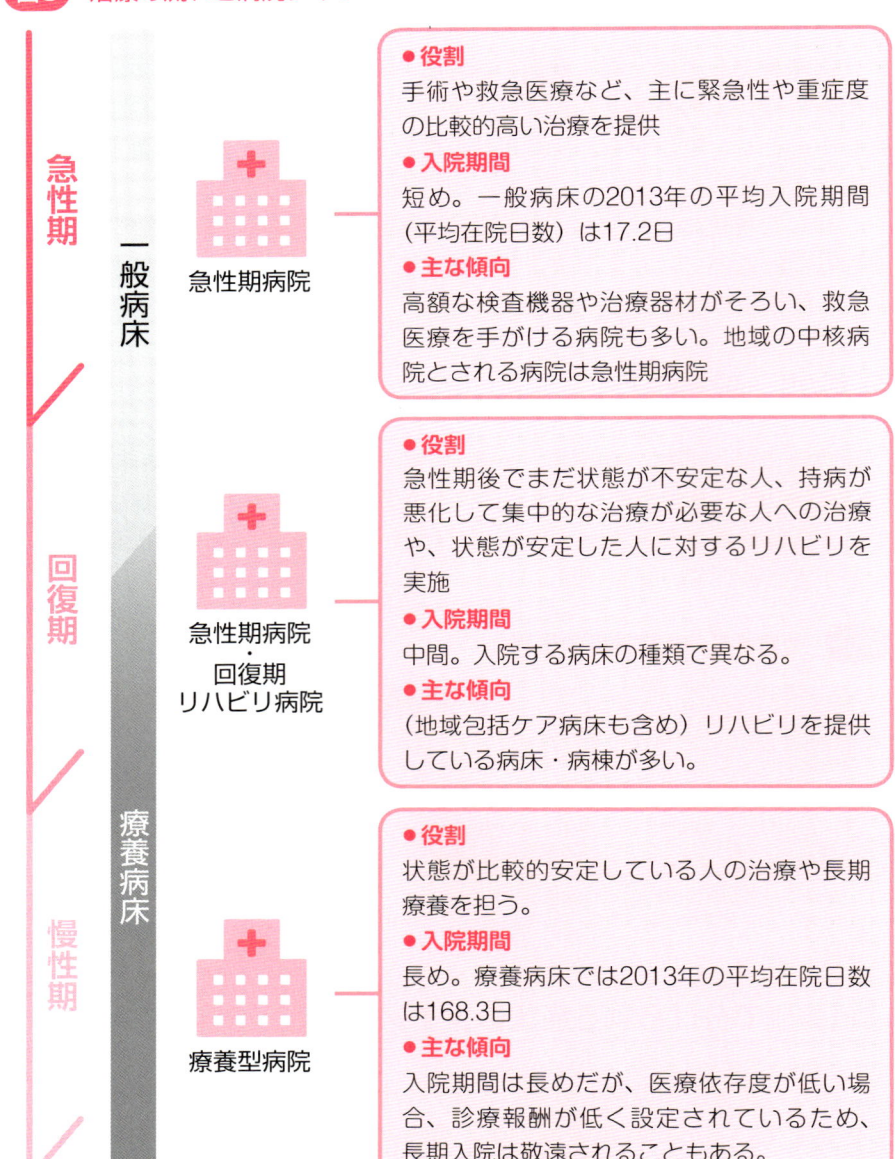

急性期 ─ 一般病床

急性期病院

- **役割**
手術や救急医療など、主に緊急性や重症度の比較的高い治療を提供
- **入院期間**
短め。一般病床の2013年の平均入院期間（平均在院日数）は17.2日
- **主な傾向**
高額な検査機器や治療器材がそろい、救急医療を手がける病院も多い。地域の中核病院とされる病院は急性期病院

回復期 ─ 一般病床／療養病床

急性期病院・回復期リハビリ病院

- **役割**
急性期後でまだ状態が不安定な人、持病が悪化して集中的な治療が必要な人への治療や、状態が安定した人に対するリハビリを実施
- **入院期間**
中間。入院する病床の種類で異なる。
- **主な傾向**
（地域包括ケア病床も含め）リハビリを提供している病床・病棟が多い。

慢性期 ─ 療養病床

療養型病院

- **役割**
状態が比較的安定している人の治療や長期療養を担う。
- **入院期間**
長め。療養病床では2013年の平均在院日数は168.3日
- **主な傾向**
入院期間は長めだが、医療依存度が低い場合、診療報酬が低く設定されているため、長期入院は敬遠されることもある。

※実際には、それぞれの病院や病棟の種別によっても違いがあります。

「救命救急病棟」や、急性期後の療養を担う「地域包括ケア病棟」、リハビリ機能をより重視した「回復期リハビリテーション病棟」などがその例です。こうした診療報酬上の病床機能の分類は、治療のステージと密接にリンクしています。

治療のステージと病床の関係は？

治療のステージは、「急性期」「回復期」「慢性期」に分けられます。急性期では、緊急性や重症度の高い人への治療を手がけます。救命救急病棟や一般病棟などが、急性期に当たります。

回復期では、急性期を脱したものの不安定な状態の人などへの治療や、状態が安定した人へのリハビリを実施します。この治療ステージを担う病床として診療報酬上設定されているのは、地域包括ケア病棟や回復期リハビリ病棟です。

そして、病状がある程度安定したものの、まだ医学的サポートが必要な人に長期療養を提供する慢性期のステージについては、主に療養病棟が位置づけられています。こうした病床の種類は、入院期間にもかかわっています。

治療ステージが決める病院のタイプ

病院は複数の機能の病床をもつことが多いのですが、どの治療ステージを担う病床が中心になっているかによって、その病院は特徴づけられます。定義があるわけではありませんが、それにより、急性期病院、回復期リハビリ病院、療養型（慢性期）病院などにおおよそタイプ分けできます。

●介護の視点●

病院によって機能に違いがあるので、どんな治療が必要な状態かで入院する病院のタイプも変わります。病院のタイプによって治療のステージやゴールが異なるので、退院時の患者の状態像も違います。

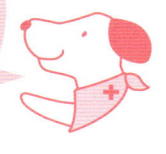

4 治療ステージと退院前の確認ポイント

図7 病院のタイプと退院時の主な確認ポイント

急性期

急性期病院

【主な医療内容】
- 救急医療
- 手術など専門的治療の実施 など

退院前に優先的に確認しておきたい情報の例
- 現在の病状と予後
- 退院後の治療方針（継続治療の有無、治療の目的・内容、治療を行う医療機関名と通院や訪問診療などの形態、その医療機関への依頼状況、訪問看護の必要性 など）
- 治療や再発予防のために介護上注意したい点
- 病状悪化時の受け入れ先 など

回復期

回復期リハビリ病院

【主な医療内容】
- リハビリによる身体機能などの改善
- 再発予防のための治療、基礎疾患・危険因子の管理 など

退院前に優先的に確認しておきたい情報の例
- 退院後のリハビリ方針（リハビリ継続の有無、継続する場合の実施医療機関名、リハビリの目的・内容 など）
- 再発予防や基礎疾患などの治療方針と退院後の治療体制
- 自宅などでの環境整備のポイントや動作に関する注意点
- 動作の介助のうえでの工夫・アドバイス
- 本人・家族などの準備状況 など

慢性期

療養型病院

【主な医療内容】
- 再発予防のための治療、基礎疾患・危険因子の管理
- 生活機能の維持・向上のためのリハビリ
- 在宅などへの復帰に向けた継続支援 など

退院前に優先的に確認しておきたい情報の例
- 再発予防や基礎疾患などの治療状況と予後
- 退院後に必要な医療とその提供体制、各医療機関への依頼状況
- 在宅などの受け入れ準備状況 など
- 家族の意思や受け入れ体制
- 退院に向けて課題となったこと など

病院のタイプにより治療のゴールは異なる

　治療のステージによってその目的やゴールは異なります。そのため、急性期病院、回復期リハビリ病院といった病院のタイプにより、退院時の患者の状態像に違いが出ることもあります。
　たとえばがんで入院した場合、急性期病院ではがんを取り除く手術など、救命や一番深刻な問題を解決することを最優先して治療を行います。そのため、退院後も再発予防や病状の安定化などに向け、継続的な治療や観察が必要とされることもあります。

急性期病院ならば治療に関わる情報確認も重要

　そこで、介護においても今後の治療の予定や生活上の留意点など、医療の情報を把握しておくことが重要になります。利用者の状態により、介護で優先すべき課題も変わります。
　利用者が直前まで入院していた病院のタイプは、治療が今どのステージにあるのか、どのような治療を受けてきたかの手がかりになることがあります。情報収集に際しては、病院のタイプも意識して、医療スタッフに確認する項目を準備しておくとよいでしょう。

●介護の視点●

　回復期リハビリ病院の退院時にはリハビリテーションサマリーの提供を依頼すると、その後のリハビリなどに役立ちます。医療機関からの地域連携パスなども情報共有に便利なツールです。

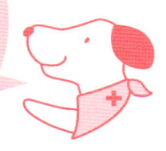

リハビリテーションサマリーとは？

　リハビリスタッフが、入院中のリハビリの内容や経過などを要約したもの。病院では、各専門職が手がけた医療内容をサマリーにまとめ、退院後に関わる専門職に引き継ぐことがあります。看護師による「看護サマリー」も、その一種です。

第1章　医療機関の種類と役割

5 特別の役割・機能がある病院

図8 高齢者に関連する病院の指定

特定機能病院

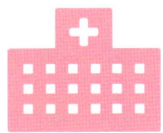

【特徴】
高度の医療の提供、高度の医療技術の開発・評価、高度の医療に関する研修を行う。基本的に内科、外科、精神科、救急科など16診療科を備え、専門医を一定割合置く。

地域医療支援病院

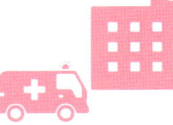

【特徴】
数市町村（二次医療圏）に原則1か所整備される、地域医療を支援するための病院（病床200床以上）。救急医療、医療機器の共同利用や研修開催などによりかかりつけ医を支援する。

がん診療連携拠点病院

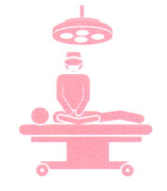

【特徴】
がんの手術や抗がん剤治療、放射線治療、緩和ケアなどについて一定の体制を備えた病院。相談支援センターがあり、患者・家族や住民のがんに関する相談に対応している。外部の介護職でも相談は可能。

認知症疾患医療センター

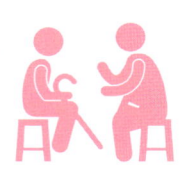

【特徴】
原則として認知症の検査診断（鑑別診断）や、身体の病気もある場合や行動・心理症状（BPSD）の悪化時の入院治療、専門医療相談、地域の医療・介護関係者への研修などを行う。認知症に関する相談は、外部の介護職でも利用できる。

● 在宅医療にかかわる診療報酬上の届け出

在宅療養支援病院

【特徴】
在宅患者への24時間対応体制や、在宅患者のための緊急入院病床などを備えた病院。在宅療養支援診療所の病院版で、200床未満の中小病院などで届け出が可能。

在宅療養後方支援病院

【特徴】
在宅患者の緊急時の対応や、入院受け入れを行う。入院病床200床以上の病院で、在宅医療を提供する医療機関との連携体制などが要件。

「特定機能病院」「地域医療支援病院」って？

　食事の店にも、定食屋から高級フレンチまでさまざまなお店があるように、全国に約8500施設ある病院にもそれぞれ特徴があります。病院の場合少し違うのは、特別の機能をもった施設に「指定」が与えられ、特別な役割が位置づけられていることです。

　代表的なのは、高度、最先端の医療を提供する「特定機能病院」です。医療法で定められ、2013年4月1日現在、全国80の大学病院本院を中心に、国立がん研究センター中央病院や、民間病院のがん研究会有明病院など86施設が指定を受けています。

　同じく医療法で定められた「地域医療支援病院」は、救急医療の提供やかかりつけ医との連携など、地域医療を支援する機能をもった病院です。特定機能病院、地域医療支援病院のどちらも、病院の機能や他の医療機関との役割分担などで一定の条件が課されています。その代わり、診療報酬も高めに設定されています。

がんや認知症の治療などの拠点となる病院も

　これら以外にも、さまざまな病院の指定があります。地震などの災害時の拠点となる「災害医療センター」、命に関わるような重度の救急患者を24時間体制で受け入れる「救命救急センター」などは聞いたことがあるでしょう。

　その他、がんや認知症、リスクの高い出産など特定の疾患・分野に関する、地域の拠点病院の指定もあります。これらの指定は、ある程度大きな病院が受けることが多いのですが、病院の特徴や得意領域を知るための目安になります。

● 介護の視点 ●

　「施設概要」などとして、ホームページに指定や学会認定などの一覧を掲載している病院も多いようです。都道府県の医療計画にも、がんや脳卒中などについて地域の中心となる病院が書かれています。

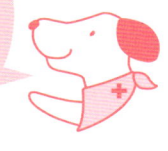

第1章　医療機関の種類と役割

6 病院間で治療を分担する時代に —— 機能分化と入院医療

図9 「病院完結型」医療と「地域完結型」医療

●「病院完結型」医療の例

院内で急性期から回復期、慢性期までを診療。そのため患者は転院しないが、入院は長期化しやすい。

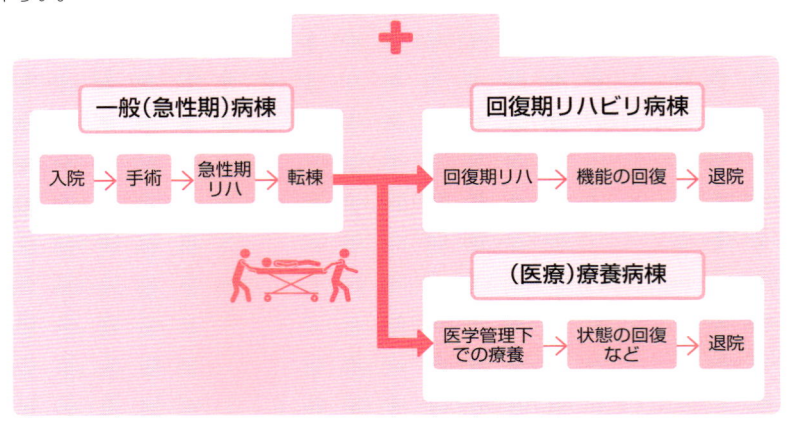

一般（急性期）病棟
入院 → 手術 → 急性期リハ → 転棟

回復期リハビリ病棟
回復期リハ → 機能の回復 → 退院

（医療）療養病棟
医学管理下での療養 → 状態の回復など → 退院

●「地域完結型」医療の例

治療ステージごとに、各機能をもつ病院が診療。必要な治療に応じて、患者は転院する。

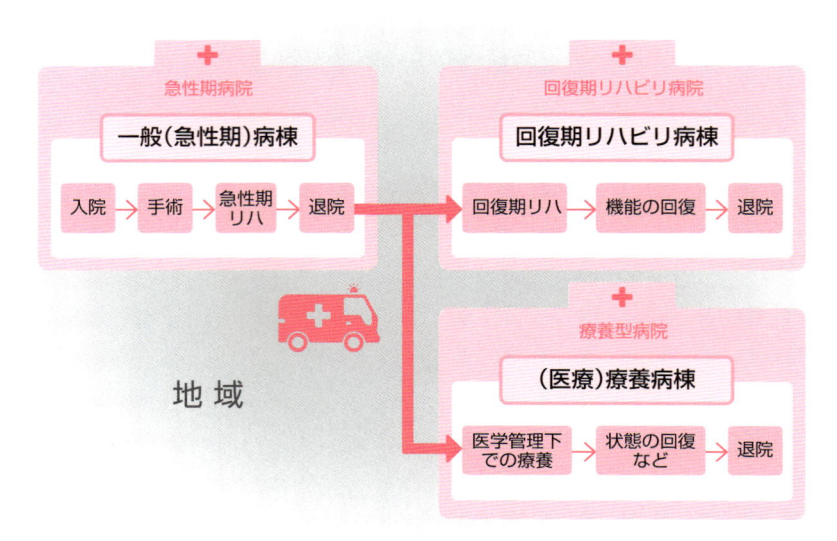

急性期病院
一般（急性期）病棟
入院 → 手術 → 急性期リハ → 退院

回復期リハビリ病院
回復期リハビリ病棟
回復期リハ → 機能の回復 → 退院

地域

療養型病院
（医療）療養病棟
医学管理下での療養 → 状態の回復など → 退院

転院が増えているのはなぜ？

　以前は、治療からリハビリ、その後の療養まで、1つの病院で提供することも珍しくありませんでした。しかし最近では、「容態が落ち着いたので、リハビリのために次の病院に移ってください」などと、治療ステージが変わるときに患者が転院することが多くなってきています。

　以前のように、すべての治療ステージを1病院で提供するスタイルは「病院完結型」の医療といわれます。それに対して最近増えている、地域のなかで異なる病院が各治療ステージを分担し受け持つスタイルは「地域完結型」の医療といいます（図9）。国が今、推進しているのは地域完結型の医療です。

高齢化に人手が追いつかない!?

　患者側からすると、転院の負担のある地域完結型の医療ですが、なぜ推進されているのでしょうか。一番の理由は、高齢化による医療・介護ニーズの増加に対応するためです。

　医療の提供に必要な医師や看護職員などの人材や、医療費などの資源には限りがあります。そこで、医療資源を効率的に使うための対策として、地域完結型の医療提供体制が重視されているのです。

医療資源にメリハリを

　医療資源が最も必要なのは、手術や緊急性の高い治療を行う急性期病院です。従来の、治療ステージの多くを1病院で担う病院完結型の医療では、人材などの資源が各病院に分散するため、結果的に必要な資源の総量が多くなります。

　そこで、複数の病院が治療ステージを分担して受け持つ地域完結型の医療にシフトすることで、急性期病院に医療資源を集中させ、資源分配にメリハリをつけて効率化を図ろうとしているのです。

6 病院間で治療を分担する時代に——機能分化と入院医療

病院は多いのにリハビリ病院がない！

　資源配分の効率化に伴って、病院の「機能分化」が促されています。急性期治療を担う病院は、大学病院から中小病院まで数多いのですが、対象とする病状の重さなどはまちまちで、外からは各病院の機能の違いがわかりにくい現状があります。また、「病院はたくさんあるのに、集中してリハビリができる病院が近くにない」など、地域のなかで病院のタイプに偏りも生じていました。

図10　入院病床の機能分化の方向性

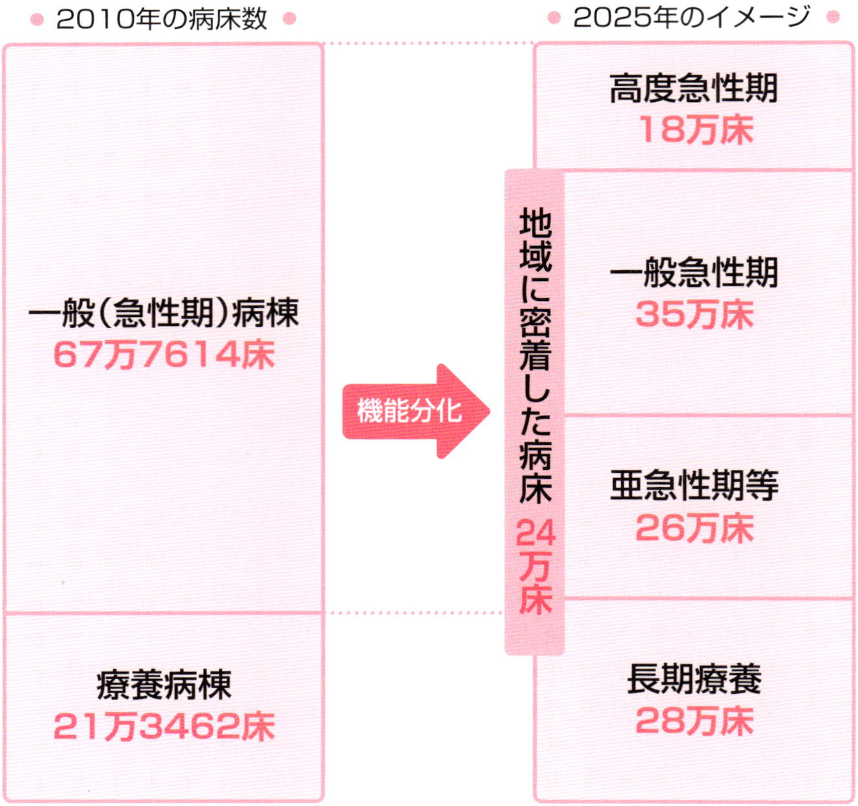

● 2010年の病床数 ●

- 一般（急性期）病棟　67万7614床
- 療養病棟　21万3462床

→ 機能分化

● 2025年のイメージ ●

- 高度急性期　18万床
- 一般急性期　35万床
- 亜急性期等　26万床
- 長期療養　28万床
- 地域に密着した病床　24万床

地域全体で病院の役割分担を見直す動きも

そのため、今後急性期病院を中心に、急性期から急性期後（亜急性期）、回復期などまで、治療ステージに対応した役割を明確化する、機能分化が促進される見込みです。

2014年度には、全医療機関が自院の病床の機能を、高度急性期、急性期、回復期（亜急性期を含む）、慢性期から選択し、都道府県に報告する制度がスタートしました（病床機能報告制度、表2）。都道府県には、これらの情報をもとに、その地域にふさわしい地域医療構想（ビジョン）をつくり、病院のタイプの偏りなどを是正するよう病院に働きかけることが求められています。

こうした流れと合わせて、入院医療費を抑えながらも、限られた入院病床をより多くの人が使えるように、急性期病院を中心に平均入院期間を短くし病床の回転率を上げる政策が進められることになるでしょう。

●介護の視点●

「手術はA病院で、リハビリはB病院で」と、転院が多くなっている理由の1つに、機能分化が進んでいることがあるのですね。各病院の役割を知っておくと、情報交換もしやすくなります。

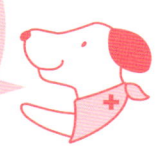

表2　各病院が報告する病床機能の種類

病床の医療機能の名称	医療機能の内容
高度急性期	急性期の患者に対し、状態の早期安定化に向けて、診療密度が特に高い医療を提供する機能
急性期	急性期の患者に対し、状態の早期安定化に向けて、医療を提供する機能
回復期	急性期を経過した患者への在宅復帰に向けた医療やリハビリを提供する機能 特に、急性期を経過した脳血管疾患や大腿骨頸部骨折等の患者に対し、ADLの向上や在宅復帰を目的としたリハビリを集中的に提供する機能（回復期リハビリ機能）
慢性期	長期にわたり療養が必要な患者、重度の障害者（重度の意識障害者を含む）、筋ジストロフィー患者または難病患者等を入院させる機能

7 大病院の外来が混んで困るのは？
──機能分化と外来（通院）医療

図11 今後イメージされる外来医療の役割分担

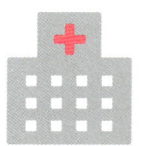

地域の拠点となるような病院

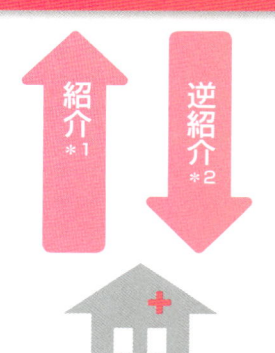

今後の外来の役割
- 専門外来
- 一般外来の縮小

専門的な診療

紹介 *1 ／ 逆紹介 *2

中小病院・診療所

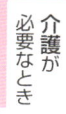

今後の外来の役割
- 複数の慢性疾患を有する患者の対応
- 必要な時にいつでも連絡が取れ、適切な指示を出せる体制の確保
- 専門医や介護保険施設等への適切な紹介
- 継続的な服薬や健康管理等

全人的かつ継続的な診療

介護が必要なとき ／ 医療が必要なとき

介護保険サービス等

*1 紹介（患者紹介）：他の病院や診療所に患者を紹介することをいう。
*2 逆紹介：一般的に中核病院が専門治療などが終わった後に、他の病院や診療所に患者を紹介することをいう。

中央社会保険医療協議会資料「外来医療の機能分化と連携（粗いイメージ図）」より一部改変

なぜ大きな病院は混むのか

　私たちは、全国どこでも希望する医療機関を選び受診できます。このしくみを「フリーアクセス」といい、日本の医療保険制度の優れた特徴の1つです。
　しかし、このフリーアクセスが近年問題視されています。というのも、本来は専門治療などを行う地域の中核病院の外来に、軽い症状でかかる人が増えているからです。
　理由として、大きな病院への"ブランド志向"や、複数の科に一度に受診できる便利さなどが挙げられます。その結果、病院勤務医の外来診療負担が大きくなった、専門的な治療が必要な重い病気の人に十分に時間をとれない、といった課題が出てきています。

診療所や中小病院を日頃の受診先に

　国が今イメージしているのは、慢性疾患などの日常診療や軽い病状では診療所や中小病院に、入院や専門外来は大きな中核病院で行うという役割分担です。そのため、中核病院の外来に紹介状なしで受診したら別途費用を取るなど、安易な受診を抑える対策も取り入れられています。
　最近は、がんや心筋梗塞など重い病気で治療を受けた人についても、状態が安定したら日常の治療の場を診療所などに移すよう勧められます。本当に専門治療の必要な人のために、中核病院は専門的な検査や状態の悪化時のみに利用するといった、外来の使い分けが必要とされているのです。

●介護の視点●

　病院と診療所のそれぞれに主治医をもつことを勧める「2人主治医制」も、外来医療の機能分化を目的としたものです。介護保険サービスへの橋渡しも、診療所などの役割として想定されています。

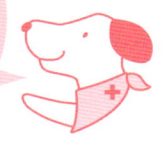

第1章　医療機関の種類と役割

8 専門医とはどんな医師？

表3 専門医の例

基本領域専門医の例			サブスペシャリティ領域専門医の例		
認定学会名	専門医名	専門医数(名)	認定学会名	専門医名	専門医数(名)
日本外科学会	外科専門医	21,275	日本消化器病学会	消化器病専門医	18,876
日本整形外科学会	整形外科専門医	17,280	日本循環器学会	循環器専門医	12,830
日本内科学会	総合内科専門医	15,125	日本呼吸器学会	呼吸器専門医	5,149
日本眼科学会	眼科専門医	10,860	日本神経学会	神経内科専門医	5,122
日本精神神経学会	精神科専門医	10,104	日本糖尿病学会	糖尿病専門医	4,760
日本耳鼻咽喉科学会	耳鼻咽喉科専門医	8,542	日本感染症学会	感染症専門医	1,135
日本脳神経外科学会	脳神経外科専門医	7,207	日本老年医学会	老年病専門医	1,502
日本泌尿器科学会	泌尿器科専門医	6,471	日本胸部外科学会	心臓血管外科専門医	1,880
日本皮膚科学会	皮膚科専門医	6,129	日本心臓血管外科学会	||
日本リハビリテーション医学会	リハビリテーション科専門医	1,930	日本血管外科学会	||

※日本専門医制評価・認定機構ホームページより。同機構が認定した専門医制度は、基本領域で18種類、サブスペシャリティ領域で29種類(2013年8月現在)

図12 専門医は2段階制——内科の例

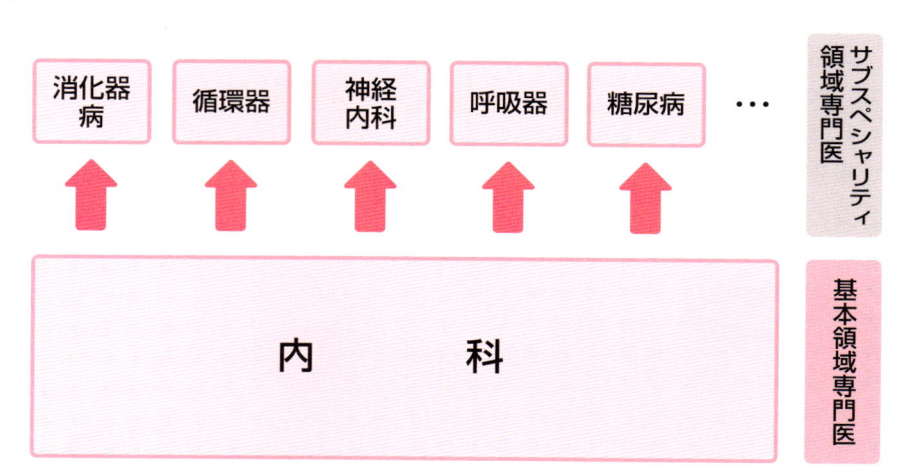

消化器病　循環器　神経内科　呼吸器　糖尿病　…　サブスペシャリティ領域専門医

内科　基本領域専門医

専門医は神の手をもたなくてもなれる!?

　専門医という言葉に、手術で神業をみせる"スーパードクター"や"特別な医師"を思い浮かべる人もいるかもしれません。しかし、それは誤ったイメージです。

　専門医とは、「その診療領域において適切な教育を受け、十分な知識・経験を持ち、標準的な医療を提供できる医師」のことです。5年間以上の専門研修を受け、資格審査や専門医試験に合格し、その分野の学会などの認定を受けることで専門医になることができます。

「専門医」は意外と若い

　専門医には、日本内科学会が認定する総合内科専門医、日本小児科学会が認定する小児科専門医などさまざまな種類があり（表3）、その資格要件は各学会が定めています。外科専門医の場合、350例以上の手術経験や、乳腺、消化管・腹部内臓など各領域の手術をそれぞれ規定の件数以上行っていること、学会発表などの一定の実績があることなどを要件としています。

　こうした要件を満たすために、20～30歳代の比較的若い頃に、大学病院や総合病院などで専門領域のトレーニングを集中的に積み、専門医資格を取得するケースが一般的です。必ずしも、実績豊富なベテラン医師に与えられる資格というわけではないのです。

専門医の資格は2段階制

　また、専門医は、総合内科、外科といった基本領域と、消化器病、循環器、糖尿病専門医といったサブスペシャリティ領域に分けられます。基本的に、総合内科など基本領域の専門医を取り、そのうえで細分化した消化器病などのサブスペシャリティ領域の専門医を取得するという2段階のしくみになっています（図12）。

　なお、専門医は一度取得すれば一生維持できるわけではなく、定期的な更新が必要で、その要件も設けられています。外科専門医の

例では、過去5年間に100例以上の手術を行っていること、学会への参加などです。

ただ、専門医制度は各学会が独自に設けているものなので、取得や更新のハードルが異なり、その質にばらつきがあります。そのため、現在制度の見直しが進められています。

病院に専門医が多い理由

一般的に専門医は病院に多く、診療所に少ない傾向があります。なぜでしょうか。大きな理由として環境の違いがあります。急性期病院に代表されるような病院では診療科が細かく分かれ、各領域に特化して診療しています。そのため、専門医の資格要件を満たすうえで必要な、その領域の症例を数多く診ることができます。

診療所の場合、かかりつけ医として幅広い病気を対象にしているため専門領域の症例が集まりにくい、日々の診療に追われ、学会発表や症例報告作成などの時間がとれないなど、更新の要件を満たすことが環境的に難しくなることもあります。そのため、専門医の更新をしない人もいます。

「病院の専門医」が名医とは限らない

専門医資格の有無や、病院、診療所といった勤務スタイルの違いが、医師としての診療能力を表すわけではありません。大きな病院で数多くの患者を診てきたベテランの医師が診療所を開業することもよくありますし、若いうちに専門医資格を取得する医師もいます。

ただ、一般的に診療所より病院のほうが「専門領域の病気、より重症な症例を診るための体制を備えている」「特定の領域の症例に日々多く接している」といった傾向があります。そのため、診療所の医師が比較的状態の安定した病状の治療を、病院の医師が悪化時や専門性を要する治療を担当する、といった役割分担が一般的になっています。

一方、診療所の医師は、事前情報が乏しいなかで、専門的な治療

が必要な患者をキャッチし、適切な病院につなぐ役割を負っています。かぜや高血圧など日常的な病気の診療をするなかで、深刻な病気を見逃さない技術も専門性といえるでしょう。

図13　医師の年代と役割の変化のイメージ

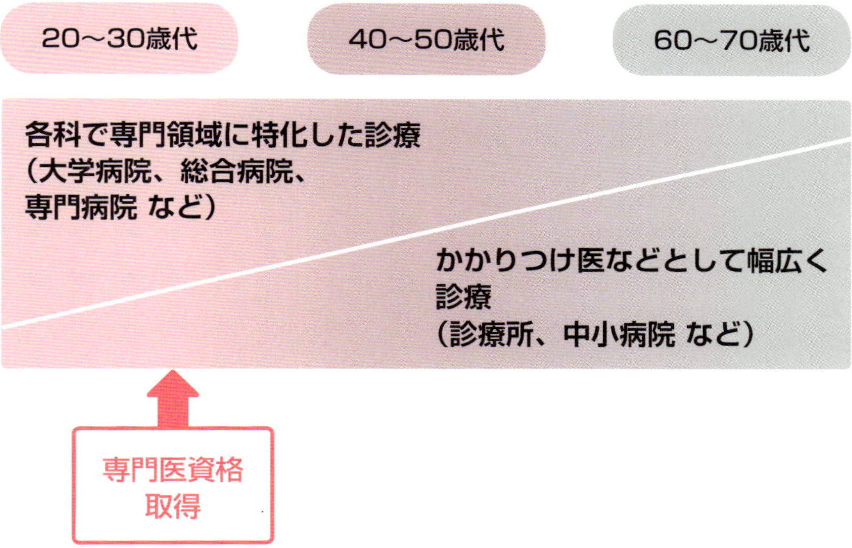

| 20～30歳代 | 40～50歳代 | 60～70歳代 |

各科で専門領域に特化した診療
（大学病院、総合病院、
専門病院 など）

かかりつけ医などとして幅広く
診療
（診療所、中小病院 など）

↑
専門医資格
取得

● 介護の視点 ●

　大病院の医師は専門領域の病気を、診療所の医師はさまざまな病気を診るという幅の違いもありますね。新たな専門医制度では、幅広い病気を診られる研修を積んだ「総合診療医」（p.111）もつくられる予定です。

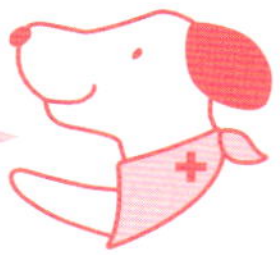

9 医師の専門は診療科名ではわからない!?

図14 診療所の診療科目別にみた施設数（複数回答）

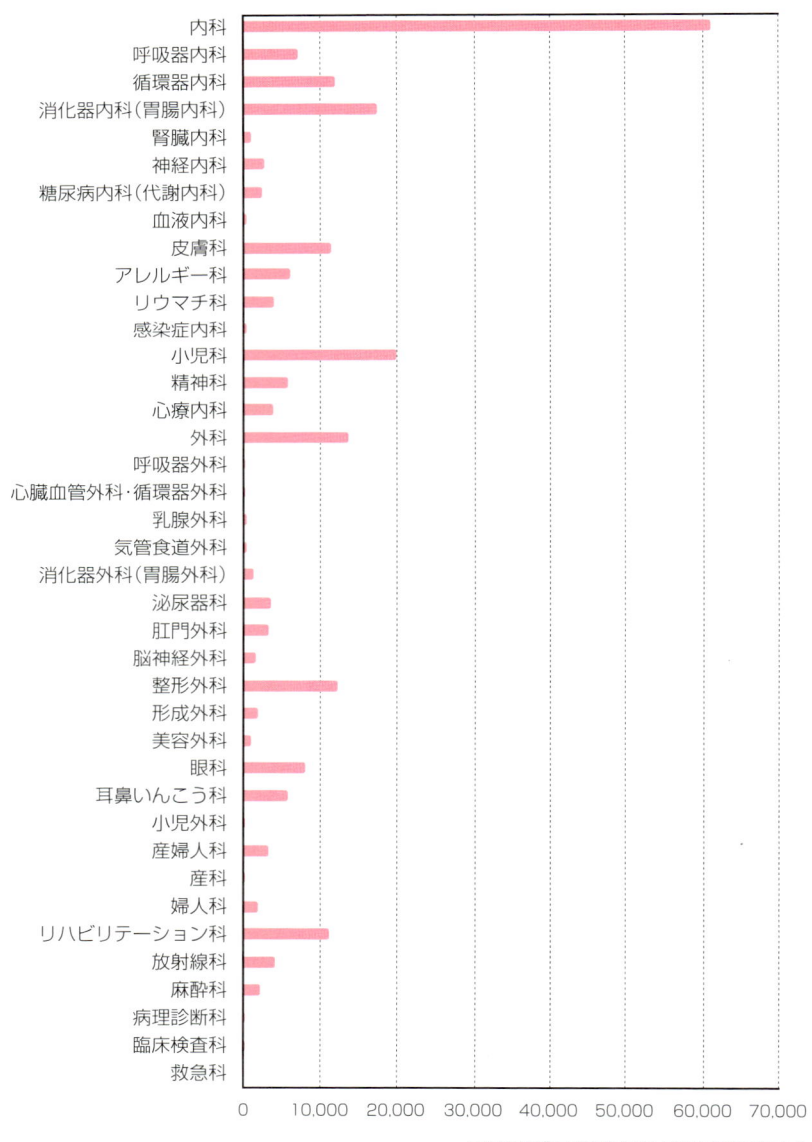

診療科	施設数
内科	約62,000
呼吸器内科	
循環器内科	
消化器内科（胃腸内科）	
腎臓内科	
神経内科	
糖尿病内科（代謝内科）	
血液内科	
皮膚科	
アレルギー科	
リウマチ科	
感染症内科	
小児科	
精神科	
心療内科	
外科	
呼吸器外科	
心臓血管外科・循環器外科	
乳腺外科	
気管食道外科	
消化器外科（胃腸外科）	
泌尿器科	
肛門外科	
脳神経外科	
整形外科	
形成外科	
美容外科	
眼科	
耳鼻いんこう科	
小児外科	
産婦人科	
産科	
婦人科	
リハビリテーション科	
放射線科	
麻酔科	
病理診断科	
臨床検査科	
救急科	

厚生労働省「平成23年（2011）医療施設調査」より

30

実は自由に名乗れる診療科

「消化器内科」「脳神経外科」など、医療機関が掲げている診療科（標榜科）は、医療機関を選ぶうえで大切な情報の1つです。診療科には医師の専門分野が反映されますが、実は法的には専門分野に関係なく、自由に診療科を名乗ってよいことになっています（自由標榜制）。

ただし、ある程度大きな病院では、診療科別の組織になっているため、その科を専門とする医師が配置されていることが一般的です。一方、診療所では、医師が1人でも、「内科」「小児科」「消化器内科」など複数の科を標榜していることも珍しくありません。

幅広く診るかかりつけ医の役割

このような違いの背景には、病院、診療所でそれぞれ求められている役割が異なることもあります。病院では、消化器内科なら胃腸などの病気、腎臓内科ならば腎臓の機能に関わる病気など、科ごとに臓器などの範囲を絞って診療をします。

しかし、身近なかかりつけ医となる診療所の場合、臓器などで限定せず、ある程度幅広く病気を診ることが、経営的にも、また地域の医療機関の役割としても求められる傾向があります。複数の診療科を掲げて広く病気を扱い、専門の医師の診療が必要な場合には適切な診療科、医療機関に紹介することも、かかりつけ医の重要な役割なのです。

●介護の視点●

診療所でも、産婦人科、精神科、眼科、皮膚科などは専門分野に限定して展開することが少なくありません。反対に、幅広く病気を診る場合、内科を掲げていることが多いようですね。

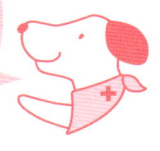

第1章　医療機関の種類と役割

9 医師の専門は診療科名では わからない!?

表4　掲げてよい診療科名の具体例

内科／外科／泌尿器科／呼吸器内科／呼吸器外科／産婦人科／循環器内科／心臓血管外科／産科／消化器内科／心臓外科／婦人科／心臓内科／消化器外科／眼科／血液内科／乳腺外科／耳鼻いんこう科／気管食道内科／小児外科／リハビリテーション科／胃腸内科／気管食道外科／腫瘍内科／肛門外科／放射線科／糖尿病内科／整形外科／放射線診断科／代謝内科／脳神経外科／放射線治療科／内分泌内科／形成外科／病理診断科／脂質代謝内科／美容外科／臨床検査科／腎臓内科／腫瘍外科／救急科／神経内科／移植外科／児童精神科／心療内科／頭頸部外科／老年精神科／感染症内科／胸部外科／小児眼科／漢方内科／腹部外科／小児耳鼻いんこう科／老年内科／肝臓外科／女性内科／膵臓外科／小児皮膚科　など

厚生労働省医政局長通知「広告可能な診療科名の改正について」（2008年3月31日医政発第0331042号）より

診療科名の付け方の"ルール"

　ただし診療科名は、自由に付けられるわけではありません。医療法などでは、患者が適切な医療機関を選択できるように、看板などに書いて広告してよい診療科名をある程度規定しています（表4）。

　「内科」「外科」といった診療科名のほか、そこに臓器や対象患者の特性、病気の名称などを組み合わせた「糖尿病内科」「消化器内科」「消化器外科」といった名称も可能です。しかし、「整形"内科"」「心療"外科"」といった、専門分野として一般的に使われない科目名や、「何でも診る科」といったあいまいな科目名を掲げることは禁止されています。

　ただ、これは外部に向けて標榜する科名のルールなので、院内限定の名称として使用することはできます。たとえば、初めて来院した患者を診察して適切な科につなぐ目的などで、「総合診療科」「総合科」を設けている病院があります。現時点では、標榜が認められていない科名なのですが、院内での掲示は規制されていないので用いられているのです。

2つ以内でわかりやすく

　また、医師1人なのに、診療科名をたくさん掲げていると、住民からみて、何を得意としている医療機関なのか、特徴がわかりにくいのも事実です。そこで、2008年の医療法などの改正では、掲げる診療科名について、「医師1人に対して主たる診療科名を原則2つ以内とし（中略）、主たる診療科名を大きく表示するなど、他の診療科名と区別して表記することが望ましい」という方針が示されました。

　これは義務ではないうえ、看板などを換えるときに変更すればよいので、普及にはまだ時間がかかりそうです。ただ、最近では専門医制度も浸透しているため、診療科名で専門性をはっきり打ち出す診療所も増えています。

●介護の視点●

　診療科名だけでなく、医療機関が広告できる内容はルールがあります。施設設備や配備してある医療機器、医師やスタッフの経歴や専門資格などは認められていますが、「2週間で90％の患者に効果がみられます」といった文章など、効果を誤解させやすい広告は禁止されています。ただし、ホームページは規制の対象外とされています。

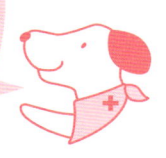

10 増える認知症とこれからの医療体制

図15 認知症高齢者の増加

- 日常生活自立度Ⅱ以上の認知症高齢者数（万人）
- 65歳以上人口に占める割合（%）

認知症高齢者数（万人）
※要介護認定を受けた日常生活自立度Ⅱ以上の人

年	認知症高齢者数	割合
2010年	280万人	9.5%
2015年	345万人	10.2%
2020年	410万人	11.3%
2025年	470万人	12.8%

厚生労働省「『認知症高齢者の日常生活自立度』Ⅱ以上の高齢者数について」（2010年データより推計）

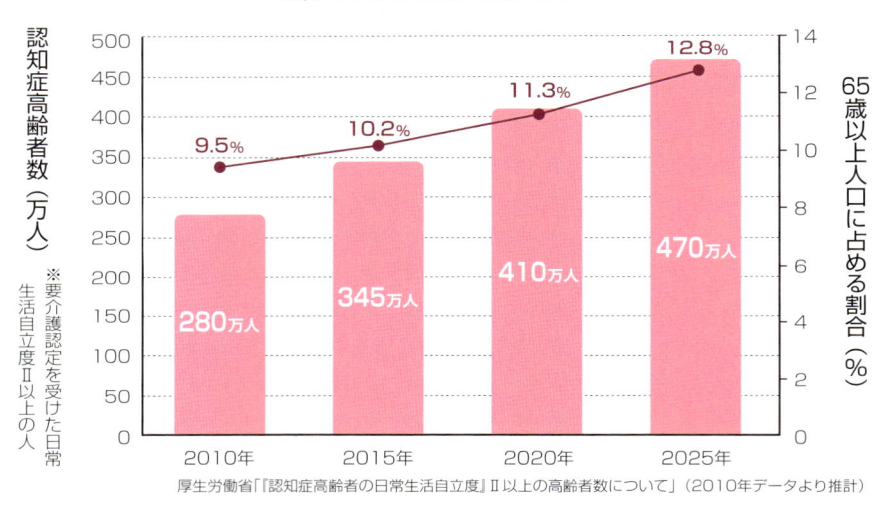

図16 認知症高齢者支援体制

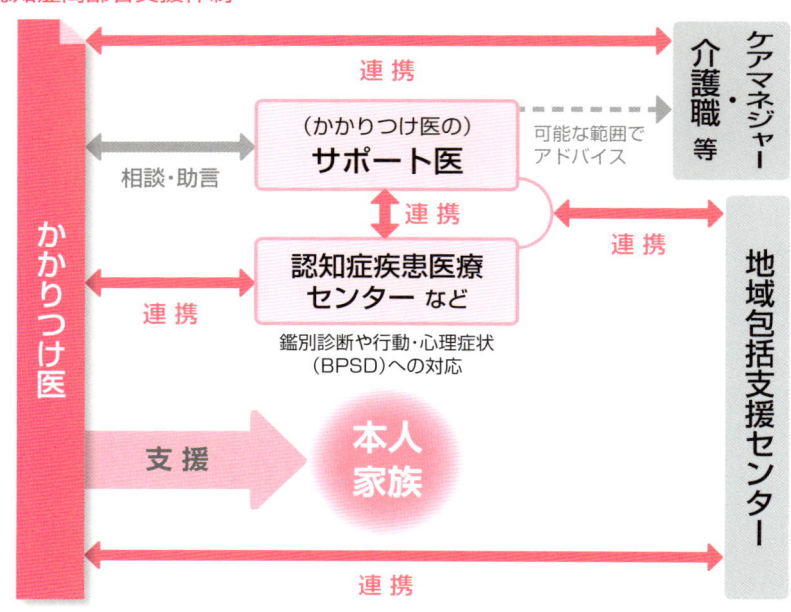

かかりつけ医 ― 連携 ― ケアマネジャー・介護職 等

（かかりつけ医の）サポート医
- 相談・助言
- 可能な範囲でアドバイス

認知症疾患医療センター など
鑑別診断や行動・心理症状（BPSD）への対応

連携 ― 地域包括支援センター

かかりつけ医 → 支援 → 本人・家族

連携

65歳以上の5人に1人が認知症に

　高齢化が進むとともに、今後認知症の人は急速に増加すると予想されています。その増加のスピードは、従来の予想を上回る勢いです。

　厚生労働省の試算によると、要介護認定を受けている65歳以上の認知症高齢者数は、2010年の280万人から、2025年には470万人にまで増えると予想されています。また、65歳以上の人全体でみると、2012年時点では約460万人が認知症で、2025年にはその数は700万人程度に上ると推計している調査報告もあります。そのため、認知症対策は急務とされています。

ネットワークの中心を認知症疾患医療センターに

　医療では、認知症の人を早期に診断し早期に適切な治療・ケアを行うことを目的に、医療機関同士のネットワークづくりが進められています。ネットワークの中心に位置づけられているのは、認知症疾患医療センターです（図16）。

　センターは、速やかな認知症原因疾患の見極め（鑑別）診断や療養方針の決定、相談対応、また状態悪化時の入院受け入れなどの役割を負います。そのため、認知症疾患の受け入れ病棟のある精神科を備えた総合病院、精神科病院などが、センターの指定を受けることが多くなっています。

　センターには基幹型と地域型のほか、診療所型があり、基幹型は都道府県ごと、地域型、診療所型は数市町村（二次医療圏）ごとに置く方針です。診療所型は、センターが認知症の人の数に対し足りていないことから、それを補うために新たに加えられました。認知症の診断や早期対応などを担います。国は、これらのセンターを2017年度末までに全国で約500か所（2014年度見込み約300か所）整備することを目標にしています。

10 増える認知症とこれからの医療体制

●介護の視点●

センターでの鑑別診断が重視されているのは、原因によっては治せる認知症があること、また認知症の種類によっては症状や経過が異なり、薬の向き・不向きなどが生じる可能性があるため。医療機関や介護老人保健施設には、認知症の疑いのある人をセンターに紹介することに対して報酬がつけられていて、専門医療機関との連携が重視されていることがうかがえます。

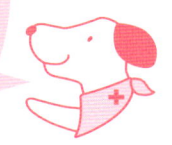

かかりつけ医への期待

一方、かかりつけ医には、高齢者の変化をいち早くキャッチし、センターへの早期受診を勧める役割や、認知症と診断後の日常診療、本人・家族や介護職への助言などが期待されています。そのための研修も実施されています。また、認知症に関する専門医資格（日本認知症学会認定専門医、日本老年精神医学会認定専門医）もありますが、それとは別に、かかりつけ医への研修や相談対応を行い、地域医師会や地域包括支援センターとの連携体制づくりなどを担う、認知症サポート医の養成も行われています。

認知症の人への介護・対応で迷ったときは、認知症疾患医療センターの専門窓口、かかりつけ医、認知症サポート医などに相談し、積極的に連携を図るのも1つの手段です。認知症の初期支援をする多職種チームも、今後地域に設けられる予定です。

利用者の生活を知っている強み

2015年に策定された「認知症施策推進総合戦略（新オレンジプラン）」では、容態が悪いときは入院・入所し落ち着いたら自宅に戻るといった、循環型のしくみがイメージされています。認知症の人が地域で生活を続けるためには、医療・介護などの有機的な連携が欠

かせません。認知症疾患医療センターや地域包括支援センターなどに、医療機関と介護サービスなどとの連携支援などを行う「認知症地域支援推進員」も配置されます。

ケアマネジャーや介護職に対しては、かかりつけ医をはじめとする医療職との情報共有が柱の１つとされています。認知症が疑われる人を早期に見つけ、医療につなぐキーマンとされているのは介護職などです。利用者の生活の環境やスタイル、家族との関係、介護でできる支援などをよく知っているのも介護職などです。医師が医学のプロならば、介護職などは生活の現場を知るプロ。専門職の視点から情報を提供することが求められます。

情報はかかりつけ医に積極的に提供を

たとえば、薬を正しく服用するのが難しくなっているのに、多くの薬が処方され、飲み残しているケースなどもあります。飲み方や服用回数など処方段階で工夫の余地があっても、そうした生活現場での情報を医師が知らなければ問題はそのままです。

利用者の生活を最もよく知っている介護職がケアマネジャーに情報をあげ、ケアマネジャーがかかりつけ医に伝達するというルートを、日頃からつくっておきたいものです。それは利用者の生活の向上につながるとともに、医師との関係づくりにもなります。

認知症初期集中支援チームとは？

イギリスの取り組みをモデルにした、認知症の初期支援のしくみ。地域包括支援センターなどに、医療・介護専門職の複数からなるチームを設置し、認知症専門医の指導のもと、認知症の疑いのある人のもとを訪問し、アセスメントや家族支援などの初期支援を集中的に行って自立生活をサポートします。その後のかかりつけ医やケアマネジャーなどへの橋渡しまで行います。

11 病院はどこにでもつくれる？——医療計画と地域の医療体制

図17 医療圏とは？

先進的技術や発生頻度の低い病気の治療など、特殊な医療を一体として提供する地域単位。精神病床、結核病床、感染症病床数も三次医療圏ごとに定める

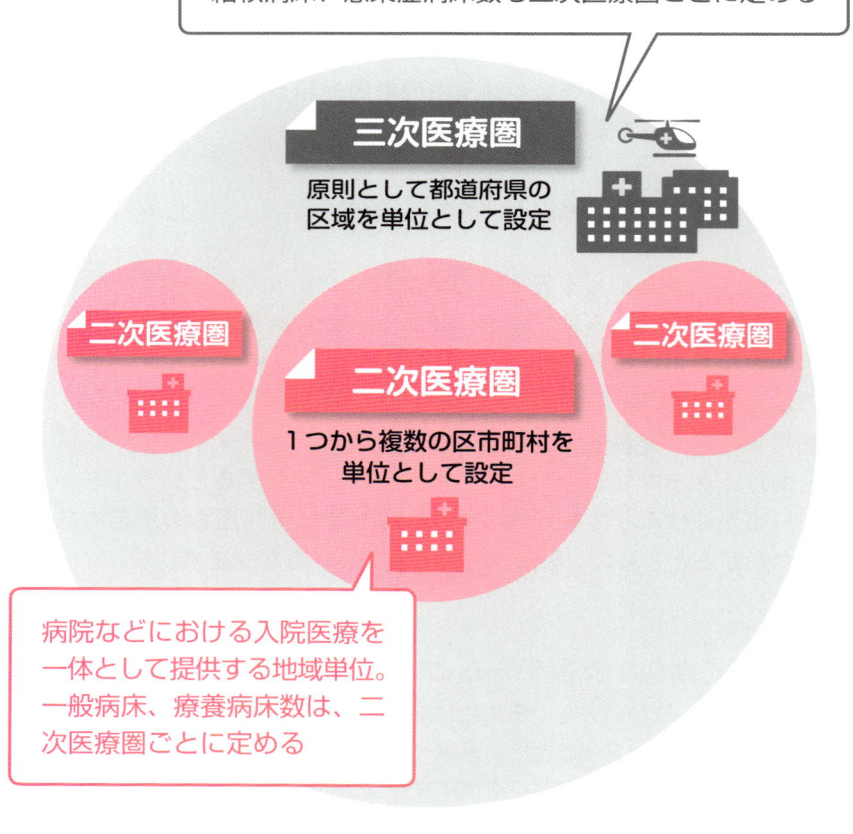

三次医療圏
原則として都道府県の区域を単位として設定

二次医療圏
1つから複数の区市町村を単位として設定

病院などにおける入院医療を一体として提供する地域単位。一般病床、療養病床数は、二次医療圏ごとに定める

地域が目指す医療体制をプランニング

　病院は、一般的なお店のように、全国どこにでも自由に開設できるわけではありません。入院病床が多くなりすぎると、無駄な入院が増え、医療費がかさんでしまうからです。そこで、地域の病床数を調整しているのが各都道府県の「医療計画」です。

　医療計画は、国が定める基本方針をふまえて、各都道府県が地域に合った医療提供体制を確保するために立てる計画です。だいたい5年ごとに見直しが行われ、2013年度くらいから第6次計画がスタートしています。

病床数は自由に増やせない！

　医療計画は、都道府県エリアに相当する三次医療圏（北海道、長野県を除く）、おおよそ複数の区市町村からなる二次医療圏を単位とし、病院、診療所の入院病床を医療圏ごとに過不足なく整備するためのものでした（図17）。なかでも、二次医療圏ごとに必要な一般病床と療養病床の数（基準病床数）を定めることで、病床数の大幅な増えすぎを抑制する機能を果たしてきました。

　たとえば、A病院が一般病床数を10床増やしたいと考えても、その二次医療圏の基準病床数がすでに過剰な場合、都道府県は増床を許可しないことで病床数を調整してきたのです。

病気別の医療機関の役割分担もわかる

　2006年以降は、医療計画の機能が強化されています。現在の第6次計画では、基準病床の設定だけでなく、がんや脳卒中、認知症を含む精神疾患、救急医療や災害時における医療などの10分野（5疾病5事業）について医療提供体制などの記載も求められています。脳卒中ならば、急性期・回復期・維持期リハビリなどに対応する各地域の病院名や、連携体制などが記載されています。

　10分野には含まれていませんが、在宅医療についても介護保険事

業計画をふまえつつ、必要な資源の整備目標や施策などを記すことになっています。こうした医療計画は、都道府県のホームページなどで公開されています。

病床機能を選択し報告する制度がスタート

　2014年からは、一般病床と療養病床をもつ全医療機関が、自院の病床について現在の機能と今後の方向性を、病棟単位で都道府県に報告する病床機能報告制度（p.23参照）が始まっています。都道府県では必要な病床機能や量を地域ごとに示し、この報告と照らし合わせて地域医療ビジョンを策定し、2018年度からの医療計画に反映して地域の病床機能を見直していく方針です。

図18　病床機能報告制度

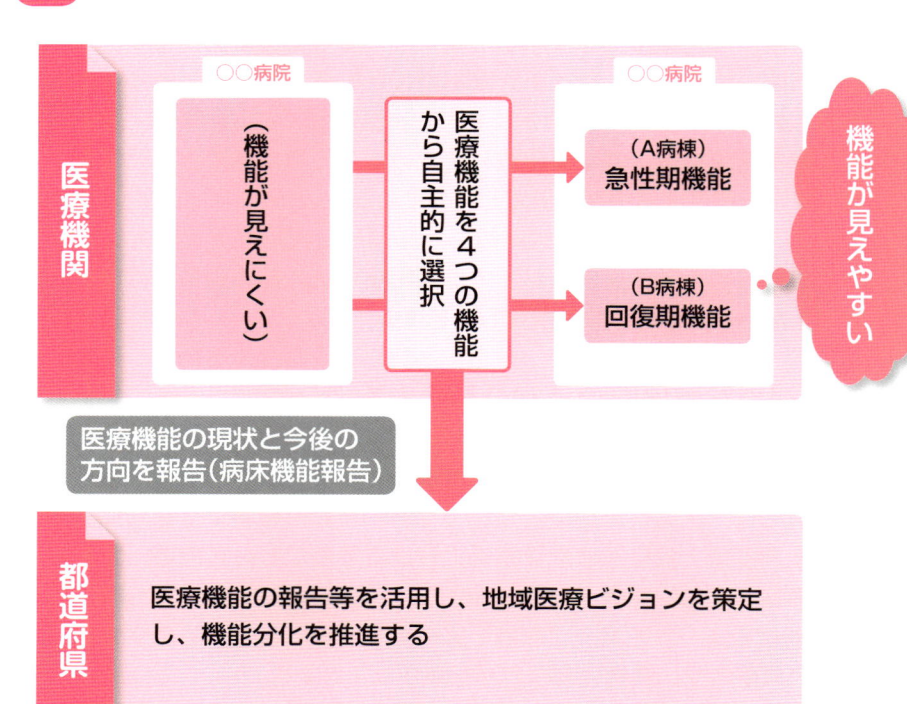

医療機関：○○病院（機能が見えにくい）→ 医療機能を4つの機能から自主的に選択 → ○○病院（A病棟）急性期機能／（B病棟）回復期機能（機能が見えやすい）

医療機能の現状と今後の方向を報告（病床機能報告）

都道府県：医療機能の報告等を活用し、地域医療ビジョンを策定し、機能分化を推進する

これは医療機関に少なからず影響を与える制度です。医療機関側は、「高度急性期」「急性期」「回復期」「慢性期」のうち、いずれかの機能を病棟単位で選んで報告しなければなりませんが、その選択が今後の経営や地域での立ち位置などにも関わってくるからです。

日本では病院の7割が「民間」

　日本の医療機関は欧米に比べて民間施設が多いのが特徴です。「医療法人」という名称がついている医療機関は民間で、個人での開設と合わせると、民間施設は病院では約7割、診療所は約8割にのぼります。それだけに、国は病床の機能分化を強いることができず、急性期病院が多い原因の1つにもなっていました。

　報告制度に基づく地域医療ビジョン策定は、行政が引っ張る形で、地域ごとの医療体制の見直しや地域包括ケアシステムの構築を目指す取り組みです。そのなかで、在宅分野を中心に医療・介護の連携強化や、介護サービスの見直しも柱とされています。

●介護の視点●

　介護保険でも、3年ごとに都道府県が介護保険事業支援計画を立てていますね。今後は医療計画を6年ごとに改め、介護保険と関わる在宅医療などは中間年（3年ごと）に見直しを行う予定です。

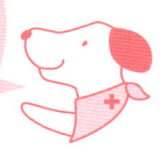

地域の医療機関などがわかるホームページ

●医療計画
　各都道府県のホームページなど
●医療機能情報
　各都道府県の医療機能情報提供制度（医療情報ネット）
●薬局機能情報
　各都道府県の薬局機能情報掲載ページ

第1章　医療機関の種類と役割

12 今後の医療・介護の役割分担と地域包括ケア

図19 地域包括ケアシステムのイメージ

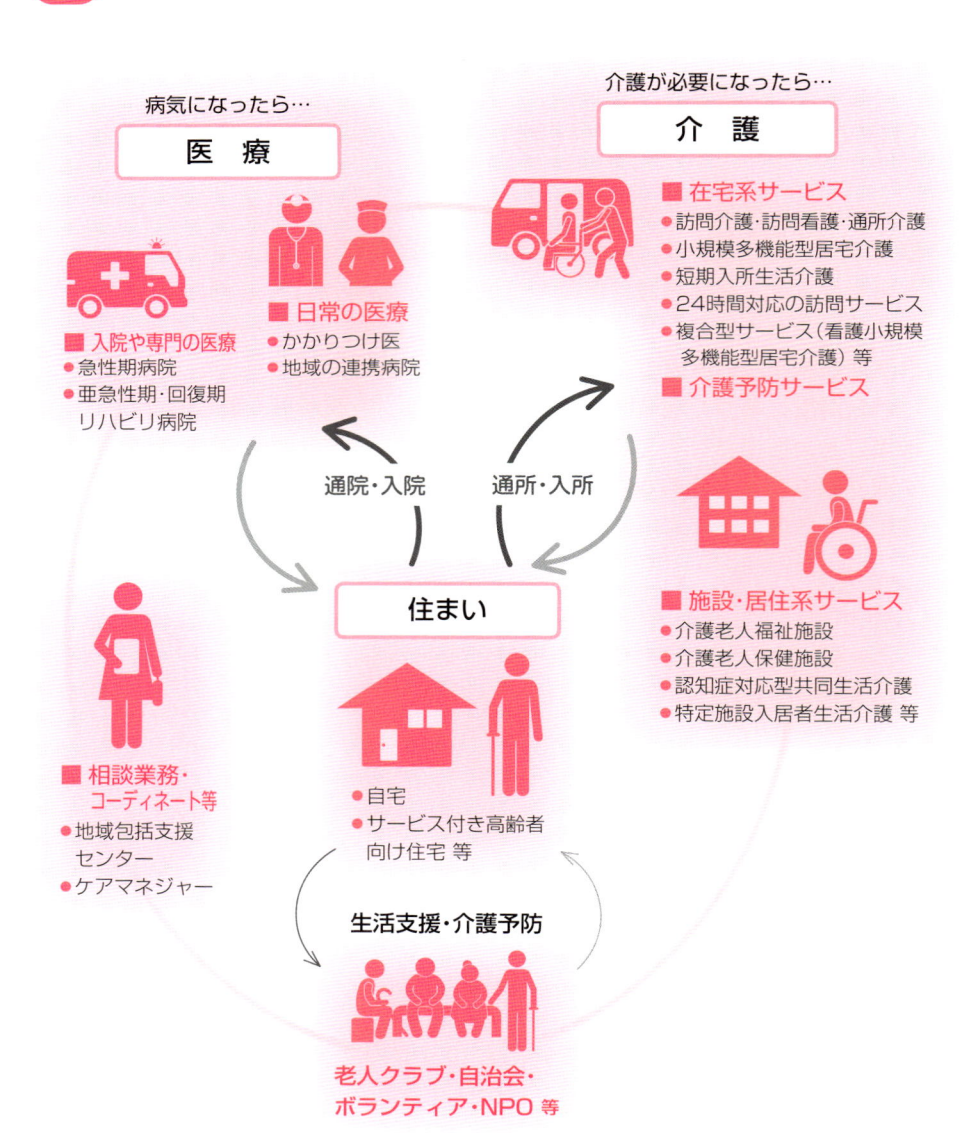

病気になったら…
医　療

■ 入院や専門の医療
● 急性期病院
● 亜急性期・回復期リハビリ病院

■ 日常の医療
● かかりつけ医
● 地域の連携病院

介護が必要になったら…
介　護

■ 在宅系サービス
● 訪問介護・訪問看護・通所介護
● 小規模多機能型居宅介護
● 短期入所生活介護
● 24時間対応の訪問サービス
● 複合型サービス（看護小規模多機能型居宅介護）等

■ 介護予防サービス

■ 施設・居住系サービス
● 介護老人福祉施設
● 介護老人保健施設
● 認知症対応型共同生活介護
● 特定施設入居者生活介護 等

通院・入院　通所・入所

住まい
● 自宅
● サービス付き高齢者向け住宅 等

■ 相談業務・コーディネート等
● 地域包括支援センター
● ケアマネジャー

生活支援・介護予防

老人クラブ・自治会・ボランティア・NPO 等

中央社会保険医療協議会資料「地域包括ケアシステムの構築について」より一部改変

条件が厳しくなる急性期病床

　介護保険と同様、医療保険でも高齢化などに伴って増え続ける医療費の伸びを抑えようと、さまざまな改革が試みられています。
　入院医療では、急性期病院（病床）の改革が進んでいます。これまでは、人材や設備などを必要とする代わりに、診療報酬も高く設定されている急性期病院の看板を多くの病院が掲げてきました。しかし、それでは医療費が高くつくため、"急性期病床"の条件を厳しくして機能分化を進めることで、メリハリのついた効率的な資源配分をしようと国は取り組んでいます。

病院は一時的な療養の場に

　入院期間の短縮も一層推進されるでしょう。地域包括ケアシステムが掲げられ、病院・施設から地域・在宅へという流れが目指されていますが、療養病床や、重い認知症や精神疾患のある人を受け入れる精神病床でも、長期入院を減らすよう促されています。療養病床では、在宅復帰機能を評価する点数も設けられました。
　病院を、基本的に専門的な治療が必要なときや容態の悪いときなどに短期間入院する場と位置づけ、その後は地域で療養してもらうイメージです。一方、入院後の受け皿となる在宅医療は、全体的にみて手厚く評価されるようになっています。

気軽に大病院にはかかれなくなる!?

　通院（外来）医療については、かぜなど一般的な病気や、病状の安定している慢性疾患はまず中小病院や診療所で診てもらうという流れが強まると予想されます。
　2014年度の診療報酬改定では、診療所などの医師が、高血圧や糖尿病などを合併する患者に対し、予防から治療、在宅医療などに至るまで総合的な管理を担う「主治医機能」を評価する点数が新設されました。

12 今後の医療・介護の役割分担と地域包括ケア

　高齢化で複数の慢性疾患をもつ患者が増えることから、そうした人を総合的に診るかかりつけ医を1人決め、そこから必要に応じて専門医療機関に紹介してもらうしくみを目指しているものと考えられます。軽い病気で、安易に大病院に受診する風潮に歯止めをかけることもねらいの1つでしょう。

これからの医療と介護のライン

　政府が設置した社会保障制度改革国民会議がまとめた報告書（2013年8月）には、「医療から介護へ」「病院・施設から地域・在宅へ」という方向性が示され、医療の見直しと介護の見直しは一体となって行う必要があるとされています。これを受け、連携を強化

図20 療養病床のこれからの方向性

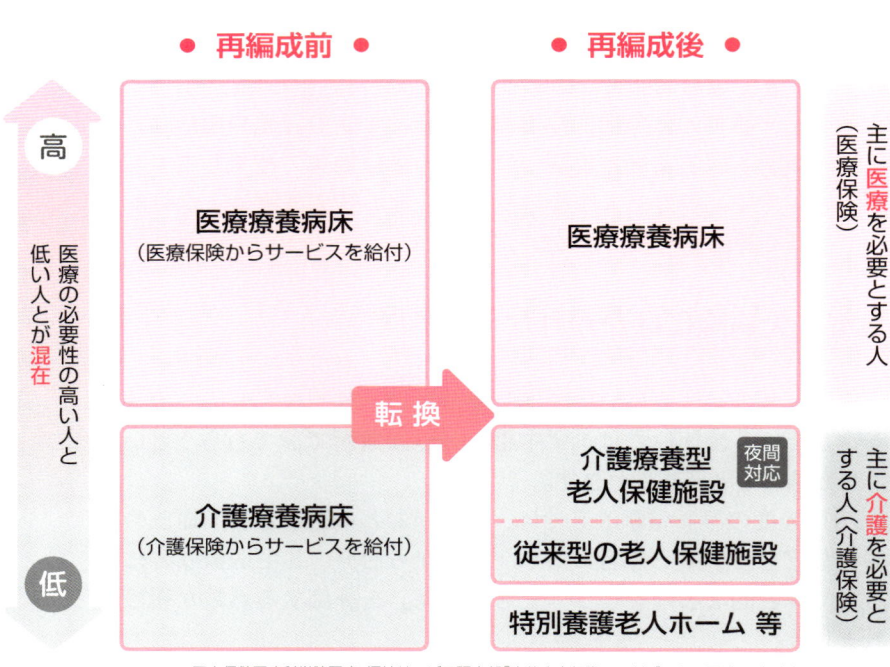

● 再編成前 ●　　　　　● 再編成後 ●

医療の必要性の高い人と低い人とが混在（高↑低↓）

再編成前：
- 医療療養病床（医療保険からサービスを給付）
- 介護療養病床（介護保険からサービスを給付）

転換 →

再編成後：
- 医療療養病床 ＝ 主に医療を必要とする人（医療保険）
- 介護療養型老人保健施設（夜間対応）
- 従来型の老人保健施設
- 特別養護老人ホーム 等
＝ 主に介護を必要とする人（介護保険）

国立保健医療科学院医療・福祉サービス研究部『療養病床転換ハンドブック　平成23年度版』2012年より

した医療・介護の総合的な体制づくりを目的とした法整備なども進められています。

　今後は、どこまで医療でカバーするのか、どこから介護で対応するのかというラインの見直しも議論にのぼることが予想されます。たとえば、要介護者などに対する維持期のリハビリ（脳血管障害、運動器疾患）は、2016年度から介護保険に移行させる方針が示されていますが、こうした制度間の移行がさらに進むことが考えられます。

より医療機能の高い介護老人保健施設も

　介護保険下の介護療養病床は2017年度末に廃止予定で、介護療養型老人保健施設や特別養護老人ホーム、有料老人ホームなどへの転換が促されています。そのうち介護療養型老人保健施設については、より医療の必要性の高い患者を受け入れる機能をもたせることも検討されています。

　従来型の介護老人保健施設でも、医療対応を評価する報酬がつけられています。今は、医療保険下の医療療養病床の入院対象になっているケースでも、今後医療機能の高い介護保険施設が増えれば、受け皿が医療保険から介護保険にシフトすることも考えられます。

　地域包括ケアシステム構築のもと、医療・介護のネットワーク化が進められるなかで、医療と介護の垣根はより低くなることが予想されます。

● 介護の視点 ●

　地域でも施設でも、これからはより医療依存度の高い利用者とのかかわりが増えるでしょう。基本的な医療知識や、医療職との連携がますます重視されるようになります。

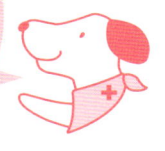

第2章

入院から退院までの流れ

1 入院の2つのパターン

図1 年齢階級別1人当たり医療費（2011年度）

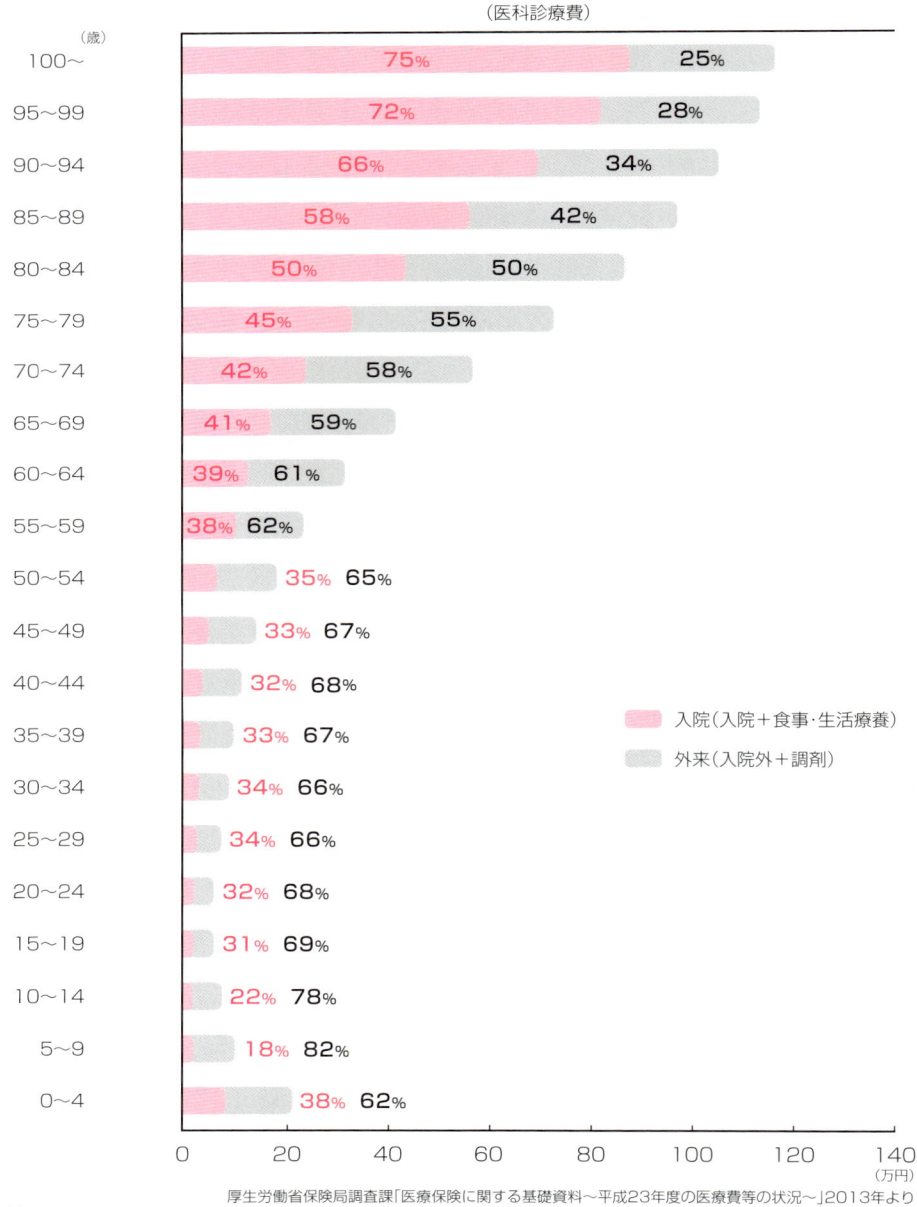

(医科診療費)

年齢(歳)	入院	外来
100〜	75%	25%
95〜99	72%	28%
90〜94	66%	34%
85〜89	58%	42%
80〜84	50%	50%
75〜79	45%	55%
70〜74	42%	58%
65〜69	41%	59%
60〜64	39%	61%
55〜59	38%	62%
50〜54	35%	65%
45〜49	33%	67%
40〜44	32%	68%
35〜39	33%	67%
30〜34	34%	66%
25〜29	34%	66%
20〜24	32%	68%
15〜19	31%	69%
10〜14	22%	78%
5〜9	18%	82%
0〜4	38%	62%

■ 入院（入院＋食事・生活療養）
■ 外来（入院外＋調剤）

(万円)

厚生労働省保険局調査課「医療保険に関する基礎資料〜平成23年度の医療費等の状況〜」2013年より

高齢になると逆転！外来と入院の医療費

　図1は、通院（外来）、入院別に、年代ごとの医療費がどう変化するかを示したグラフです。若い頃は外来医療費の割合が高いのに対し、60歳代に入る頃から少しずつ入院医療費の割合が増え始め、80歳代で逆転します。

　入院医療は、集中的な治療や手術など負担の大きな治療が必要な場合のほか、特殊な検査、糖尿病の生活指導（教育入院）などの目的で行われます。高齢になると身体が弱るうえ、病気を抱えることも多くなり、入院医療を受ける人も増えます。それに加えて、高齢になると身体機能の回復に時間がかかり、同じ病気でも入院期間が長引きやすいことも原因になっています。

緊急入院と予定入院

　どのように入院に至るかは、さまざまです。「手術をするので、2週間後に入院してください」などとあらかじめ予告されるケースもあれば、救急車で搬送されそのまま即入院となるケースもあります。

　これらの入院パターンは、「緊急入院」と「予定入院」に分けられます。突然具合が悪くなり救急車で運ばれた、診察を受けたらすぐ入院になったといった場合は、緊急入院になります。緊急入院では、一から病状を把握し状態に応じて治療を実施するため、あらかじめ治療計画が立てられている予定入院に比べると、正確な退院時期が見通しにくい傾向があります。

緊急入院では特に重要になる情報提供

　予定入院では、入院前に治療や経過の説明や検査、また他の病院で飲んでいる薬の確認などを行う病院も増えています。入院するときには、病院側がある程度必要な情報をもっているわけです。

　一方、緊急入院の場合、その病院にいつも通院していた患者でない限り、病院側には十分な情報がありません。病状などは診察や検

1 入院の2つのパターン

図2　人工股関節置換術のクリティカルパスの例

患者氏名：○○　○○様　　　主治医：○○　　　担当看護師：○○

月日	○／○	○／○	○／○
経過	入院日	手術当日	術後1日
達成目標	●手術の必要性を理解していただく ●痛みは痛み止めの薬でたえられる程度	●麻酔・手術に対して不安を最小限にする ●傷の痛みなどの苦痛を緩和する ●深部静脈血栓の徴候がない	●下肢のしびれや冷感がない ●痛みは痛み止めの薬でたえられる程度 ●股関節脱臼を起こさない ●深部静脈血栓の徴候がない
治療・薬剤	●股関節の動きを調べます ●必要時、痛み止めを使用します ●使用中の薬があればお知らせください	●内服薬の調整をします ●術前に抗菌薬の点滴をします ●手術後に点滴をします ●必要時、痛み止めを使用します ●弾性ストッキングを装着します	●抗菌薬の点滴があります（朝・夕） ●痛みがある時は、痛み止めの薬を使います 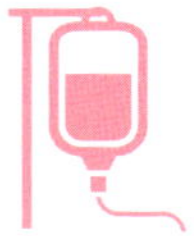
処置	●除毛します	●傷口にチューブが入ります ●尿の管を抜きます	●傷の消毒があります ●傷口のチューブを抜きます ●足の運動を始めます ●尿の管を抜きます
検査	●血液検査をします		●血液検査があります
食事	●夕食まで食事ができます（夜の12時からは飲食はできません）	●手術まで絶食になります	●通常の食事に戻ります

査でわかるため、治療はまず支障なく進められますが、その人にどのような持病があり、何の薬を飲んでいたのかといった情報も重要です。

そうした情報をきちんと把握し、説明できる家族が身近にいない場合は、ケアマネジャーや介護職からの情報提供も必要です。薬などを把握していなくても、かかりつけの医療機関や薬局の連絡先を病院側に伝えるか、入院したことをかかりつけ医に連絡し、かかりつけ医から情報提供してもらうようにするといいでしょう。

● 介護の視点 ●

緊急入院などでは、かかりつけ医側に「入院した」という情報自体が届いていないこともよくあります。ケアマネジャーなどがそういった情報の橋渡しをすると、医師との関係構築にもつながりますね。

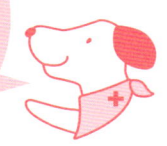

クリティカルパスって？

予定入院では、最近では病気や治療法ごとに、治療の予定表を作成する病院も多くなりました。この表をクリティカルパス（図2）といい、目標とする状態像をはじめ、その日に行う検査・治療・ケアなどが時系列にまとめられています。

あらかじめパスに、いつ、何をするかを記しておくことで、治療やケアの重複、漏れが防ぎやすくなるため、限られた入院期間で効率的に医療を提供するには欠かせないツールとなっています。なかには、わかりやすく治療スケジュールをまとめた、患者用のパスをつくっている病院もあります。治療の流れや退院までの予定を知りたいときは、患者（利用者）や家族に頼み見せてもらうのもいいでしょう。

2　病床の種類で入院費は変わる!?

図3　病床の種類と体制の違い（2015年時点）

救命救急治療室
（※救命救急入院料1の場合）

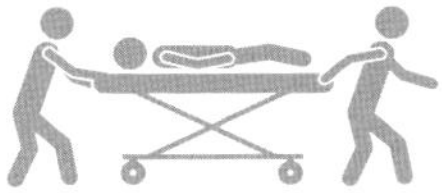

診療報酬（金額）
1日につき98,690円
※入院3日以内

主な基準

【対象となる患者】
次の状態にあって、医師が救命救急入院の必要を認めた場合
- 意識障害または昏睡
- 急性呼吸不全または慢性呼吸不全の急性増悪
- 急性心不全（心筋梗塞を含む）
- 急性薬物中毒
- ショック
- 重篤な代謝障害（肝不全、腎不全、重症糖尿病等）
- 広範囲熱傷
- 大手術を必要とする状態
- 救急蘇生後
- その他外傷、破傷風等で重篤な状態

【スタッフ】
重篤な救急患者に対応できる医師を常時配置
患者4人に対し常時看護師1人以上

【装置・器具】
救急蘇生装置、除細動器、ペースメーカー、心電計、ポータブルエックス線撮影装置、呼吸循環監視装置

【その他】
- 救命救急センターを有している
- 自家発電装置を有している
- 電解質定量検査、血液ガス分析を含む必要な検査が常時実施できる

一般病棟
（※7対1入院基本料の場合）

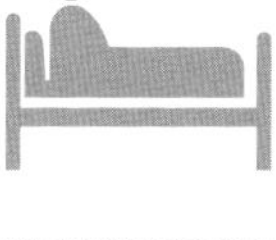

診療報酬（金額）
1日につき15,910円
- 14日以内は1日につき4,500円加算

主な基準

【対象となる患者】
- 重症度、医療・看護必要度の基準を満たす患者が1.5割以上

【スタッフ】
常勤医師数が入院患者数の100分の10以上
患者7人に対し常時看護師1人以上

【装置・器具】
なし

【その他】
- 同病棟の入院患者の平均在院日数が18日以内
- 自宅、回復期リハビリ病棟、地域包括ケア病棟（病室）、在宅復帰機能強化加算を届け出ている療養病棟、居住系介護施設、介護老人保健施設などに退院した患者の割合が75%以上

病床の種類で異なる設備と体制

　同じ病院でも、病棟によって医療スタッフの人数や設備がかなり違うと感じたことはありませんか。たとえば救命救急治療室では、常に多くのスタッフがいて医療機器もところ狭しと置かれています。一方、各科の入院病棟（一般病棟）では、病室にいつもスタッフがいるとは限らず、医療機器もそれほど見かけません。

　こうした差は、その病棟（病床）がどのような治療を行う場所なのか、役割の違いによるものです。診療報酬では、役割別に病床の種類を細かく分け、必要な設備やスタッフ配置などを定めています（図3）。こうした体制の違いから、病床の種類によって入院料も変わります。

体制の手厚い病床ほど高い入院料

　2015年時点で、救命救急治療室の入院料は、一番高い金額の場合、一部検査や治療込みで1日当たり113,930円です。それに対して一般病棟の入院料は、最も高くても1日当たり15,910円で、かなりの価格差があることがわかります。一般的に、病状が重く緊急性のある患者に対応する病床ほど、体制が手厚くコストもかかるため、入院料は高くなります。

　入院後に、集中治療室（ICU）から各科の一般病棟などに、病室を移るケースがあります。高齢者では慣れた病床に居続けたいという人もいるかもしれませんが、病状の回復に伴う病棟移転であれば、だいたいは入院料が安くなるので経済的なメリットがあります。

●介護の視点●

　病院では、入る病床によって入院料にだいぶ差がありますね。公的医療保険があるので自己負担額は限られますが、支払いに不安がある人は早めに病院内の相談窓口に橋渡ししておいたほうが安心です。

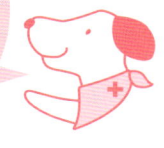

2 病床の種類で入院費は変わる!?

図4 入院病床と入院料

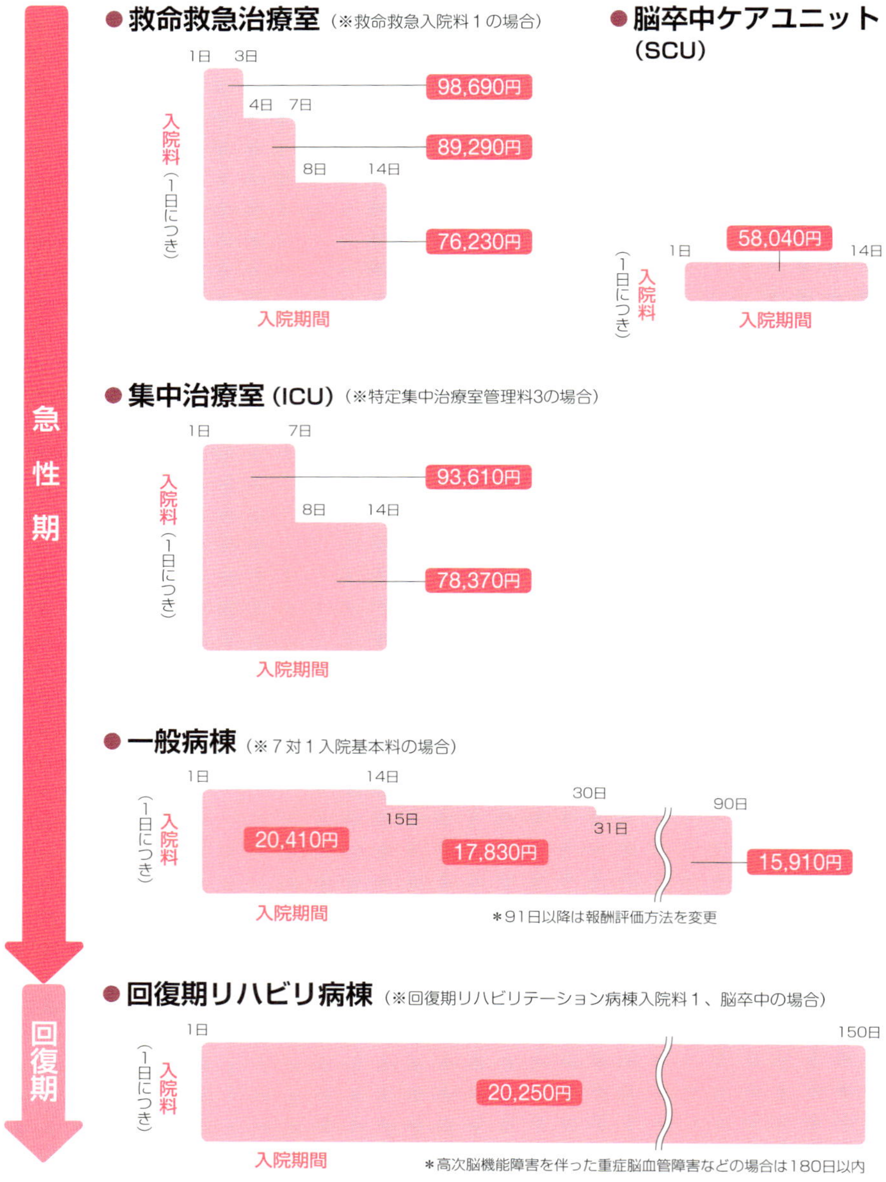

急性期

● **救命救急治療室**（※救命救急入院料1の場合）

入院料（一日につき）
- 1日〜3日：98,690円
- 4日〜7日：89,290円
- 8日〜14日：76,230円

入院期間

● **脳卒中ケアユニット（SCU）**

入院料（一日につき）
- 1日〜14日：58,040円

入院期間

● **集中治療室（ICU）**（※特定集中治療室管理料3の場合）

入院料（一日につき）
- 1日〜7日：93,610円
- 8日〜14日：78,370円

入院期間

● **一般病棟**（※7対1入院基本料の場合）

入院料（一日につき）
- 1日〜14日：20,410円
- 15日〜30日：17,830円
- 31日〜90日：15,910円

入院期間
＊91日以降は報酬評価方法を変更

回復期

● **回復期リハビリ病棟**（※回復期リハビリテーション病棟入院料1、脳卒中の場合）

入院料（一日につき）
- 1日〜150日：20,250円

入院期間
＊高次脳機能障害を伴った重症脳血管障害などの場合は180日以内

国の方針と病院の"追い出し"の関係

　急性期の病床では、入院期間が長くなると診療報酬が引き下げられるしくみになっています。救命救急治療室の入院料（重い熱傷を除く）は、入院4日目、8日目におおよそ1万円ずつ段階的に引き下げられ、15日目以降は一般病棟と同じ入院料になってしまいます（図4）。

　それに対して、回復期リハビリ病棟では、段階的な引き下げはありませんが、脳卒中では原則150日、大腿骨頸部骨折では90日までなどと、疾患や状態により入院料が算定できる上限日数が決められています。

　このようななかで利益を上げるには、必要な治療が終了したらできるだけ早く別の病床に移るか、退院・転院してもらい、新たな患者を受け入れることが求められます。逆にいえば、長く入院させることが採算的に難しいしくみになっているのです。最近では、病院側が以前よりも早く退院を促すようになったといわれますが、その背景にはこうした診療報酬に示された国の方針があります。

療養病棟では医療の必要度で入院料が決まる

　ただし、例外的な病床もあります。長期療養のための療養病棟です。療養病棟では、患者の状態により入院料が決まります。重症度や医療の必要度を表す医療区分と、ADL（日常生活動作）区分により、9段階の入院料が設定されています。

　医療区分が重度なほど入院料が高く、最も軽度な区分と比べると、1日当たり1万円ほどの差があります。診療報酬でこうした差をつけることで、軽度な患者は在宅や介護施設で、重度な患者は医療機関の療養病棟（医療療養病床）で診るという役割分担が進んでいます。ただ、療養病棟に対しても、診療報酬で在宅復帰を促す動きがみられ、長期療養の場が今後どのように位置づけられるのか、その行方が注目されます。

第2章　入院から退院までの流れ

55

3 入院期間の目安は？

表1 病床の種類別の平均在院日数

(単位：日)

2013年の平均在院日数	
病院	
全病床	30.6
精神病床	284.7
感染症病床	9.6
結核病床	68.8
一般病床	17.2
療養病床	168.3
介護療養病床	308.6
介護療養病床を除く全病床	29.2
療養病床を有する診療所	
療養病床	105.4
介護療養病床	108.1

厚生労働省「平成25年医療施設(動態)調査・病院報告の概況」より

図5 年代別にみた平均在院日数

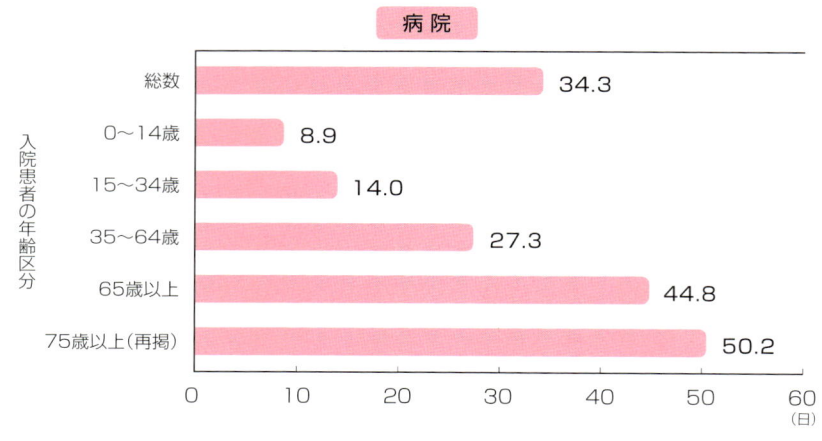

病院

入院患者の年齢区分
- 総数：34.3
- 0〜14歳：8.9
- 15〜34歳：14.0
- 35〜64歳：27.3
- 65歳以上：44.8
- 75歳以上（再掲）：50.2

(日)

厚生労働省「平成23年患者調査の概況」より

退院日の連絡が直前になる理由

　最近では、直前になって病院から退院の連絡が入り、ケアマネジャーをあわてさせるケースもみられています。その背景にあるのが、入院医療費の削減を目指した国の施策により、入院期間が全般的に短くなってきたことです。1990年には、病院の入院期間の全国平均（平均在院日数）は50.5日でしたが、2013年には30.6日と、3分の2程度に短縮されています。

　ただし、病床の種類により平均在院日数には差があります。一般病床で17.2日、療養病床については168.3日で（表1）、急性期を担う一般病床で在院日数の短縮が急速に進んでいます（p.55）。

　そのため、治療のプロセス全体がスピードアップし、退院関連の部署に情報が伝わらない、また状態をぎりぎりまで見極めるために医師による退院の判断が直前になる、といったことが直前まで退院の連絡ができない要因になっています。

高齢になるほど入院期間は長期化する傾向

　こうした施策の流れのなかで、高齢者の入院状況はどのようになっているのでしょうか。65歳以上の平均在院日数（病院）は、他の年代と比べると約45日と長く、75歳以上では50日程度になっています（図5）。複数の持病があり合併症のリスクが高い、重い病気が多い、体力が低下しやすくその回復に時間がかかるといった要因が、入院期間が長期化する理由としてあげられます。

　急性期の病床では、制度上、入院期間が長くなると次第に診療報酬が下がることもあり、治療が終了し状態がある程度落ち着いた段階で、回復期や慢性期の病院に引き継ぐのが一般的です。そのため高齢者の場合、病院を移って治療やリハビリを受けるケースも少なくありません。

3 入院期間の目安は？

表2　65歳以上の入院患者数（推計）に多い傷病名

2011年10月データ

	病名など　※傷病小分類別	推計患者数（千人）
1	脳梗塞	96.5
2	統合失調症、統合失調症型障害及び妄想性障害	66.5
3	アルツハイマー病	39.4
4	血管性及び詳細不明の認知症	37
5	脳内出血	33.1
6	肺炎	32.9
7	心不全	28.6
8	その他の四肢の骨折	26.5
9	その他の呼吸器系の疾患	24.0
10	慢性腎不全	21.3
11	頸部、胸部及び骨盤の骨折（脊椎を含む）	19.6
12	大腿骨の骨折	18.7
13	パーキンソン病	18.4
14	気分[感情]障害（躁うつ病を含む）	15.5
15	気管、気管支及び肺の悪性新生物	14.1
16	その他の神経系の疾患	13.0
17	脊椎障害（脊椎症を含む）	12.9
18	その他の症状、徴候及び異常臨床所見・異常検査所見で他に分類されないもの	11.5
19	胃の悪性新生物	11.3
20	関節症	10.9

厚生労働省「平成23年患者調査」より作成

表3　高齢入院患者の傷病別の平均在院日数

（単位：日）

	患者全体	65歳以上（再掲）	70歳以上（再掲）	75歳以上（再掲）
入院総数（病院、一般診療所）	32.8	44.0	46.2	49.5
胃の悪性新生物	22.6	25.3	26.6	29.7
結腸及び直腸の悪性新生物	17.5	20.4	22.9	27.2
気管、気管支及び肺の悪性新生物	21.7	22.7	24.0	25.9
糖尿病	36.1	47.6	54.1	66.3
気分[感情]障害（躁うつ病を含む）	106.2	157.4	170.1	187.1
白内障	4.0	4.1	4.0	4.2
虚血性心疾患	9.5	11.0	12.1	15.1
脳梗塞	97.4	106.5	111.9	122.8
肺炎	28.6	39.2	39.4	39.9
気管支炎及び慢性閉塞性肺疾患	31.3	60.5	62.7	65.8
肝疾患	27.4	32.0	34.7	38.3
骨折	41.1	52.1	54.0	55.7

厚生労働省「平成23年患者調査」より作成

病気別にみた入院期間は？

65歳以上の入院患者に多い病気は、「脳梗塞」「統合失調症、統合失調症型障害及び妄想性障害」「アルツハイマー病」などの認知症、「肺炎」などです（表2）。急性期治療を終えた後もリハビリを必要としたり、慢性的な病気が目立ちます。

病気の種類などは、入院期間を大きく左右する要素です。表3は、高齢者に多い傷病について、入院患者の平均在院日数をまとめたものです。なお、同じ病気でも病状の重さや、手術の有無など治療内容の違いなどによって入院期間は異なります。ケースによる期間のばらつきがわかるように、資料として病気別の入院期間の分布図（p.60～63）を載せています。

ただし、これらの資料はあくまで参考です。最終的に患者本人の状態をふまえて退院時期は決定されます。

ケアマネジャーなども、準備が整わないうちに退院を迎える事態にならないよう、対策が必要です。積極的に患者・家族や病棟看護師などと連絡をとり、退院日を確認するようにしましょう。

●介護の視点●

退院時期のおおよその目安は、入院診療計画書で入院後1週間以内に患者・家族に伝えられるしくみです。ただし、正式な退院日が決まるのは退院直前になることもあるため、病院からの連絡を待つのではなく、自分からも時々病院に連絡を入れ、状況を確認したほうが早く在宅介護などの準備を進められます。

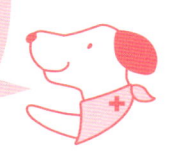

資料

高齢者(65歳以上)の病気別入院期間の傾向

＊厚生労働省「平成23年患者調査」(2011年10月データ)より作成。
宮城県の石巻医療圏、気仙沼医療圏および福島県を除いた数値。

棒グラフが高いほど、その入院期間に該当する患者数が多かったことを示します。たとえば、「胃の悪性新生物」では、入院期間が15〜19日の患者が最も多くなっています。ただし、同じ疾病でも治療方法や合併症の有無、患者の身体状態などによって入院期間は変わるため、これらのデータはあくまでも参考です。

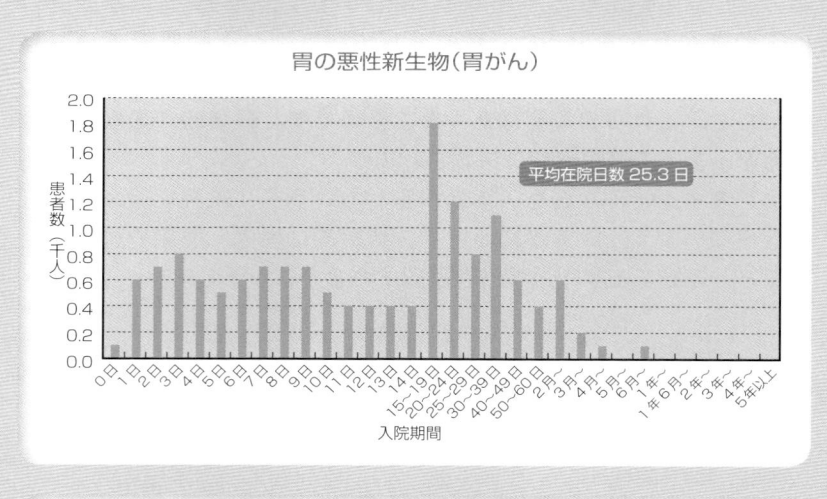

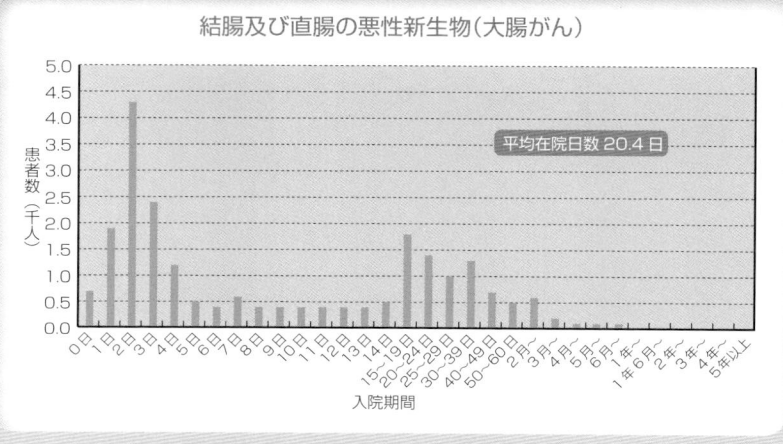

胃の悪性新生物(胃がん) ― 平均在院日数 25.3 日

結腸及び直腸の悪性新生物(大腸がん) ― 平均在院日数 20.4 日

気管、気管支及び肺の悪性新生物（肺がんなど）

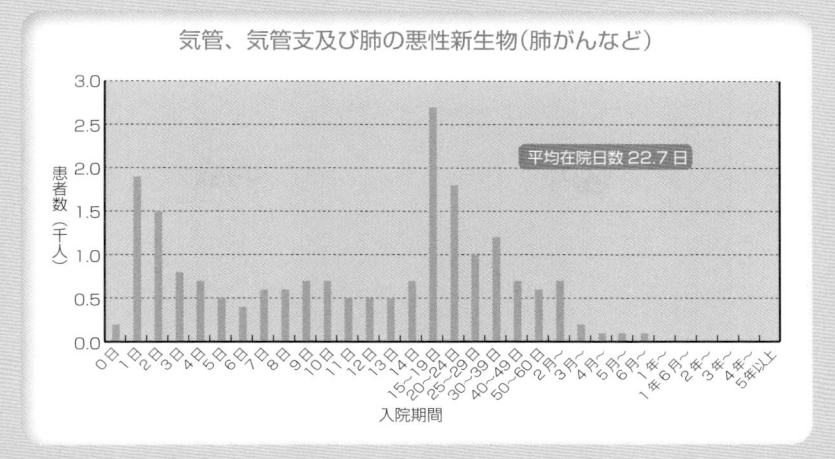

平均在院日数 22.7 日

糖尿病

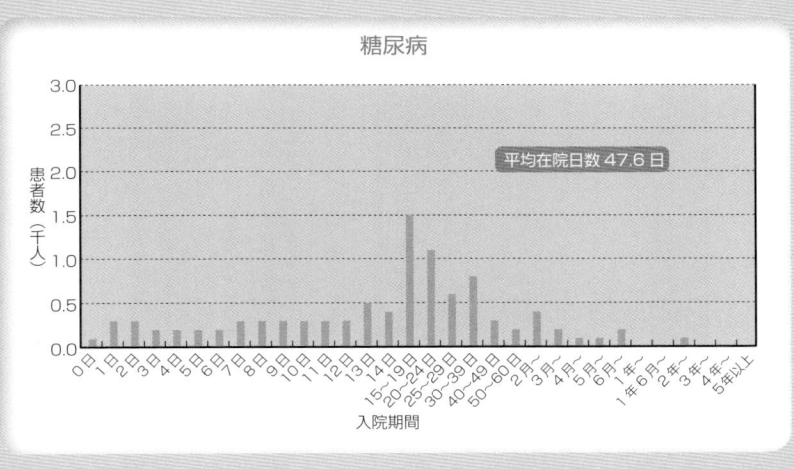

平均在院日数 47.6 日

白内障

平均在院日数 4.1 日

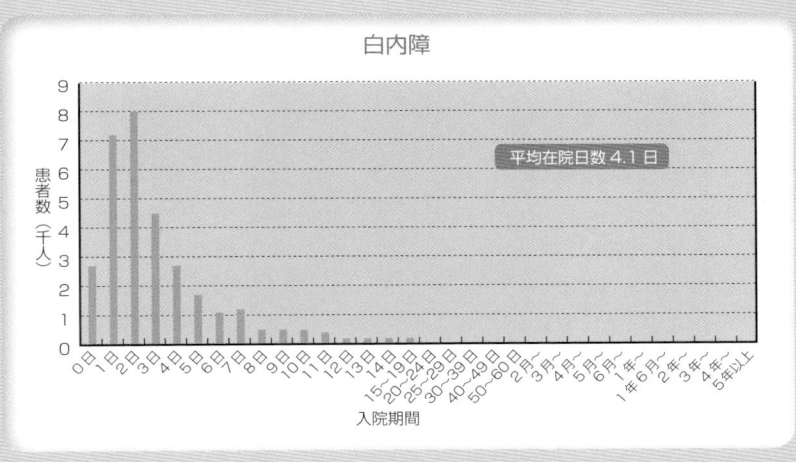

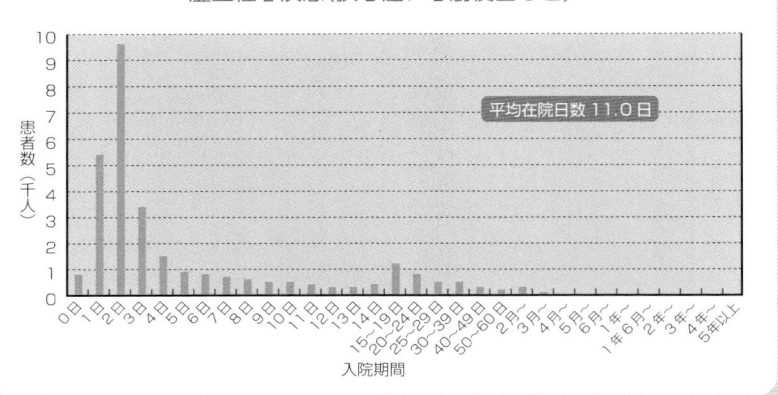

資料

虚血性心疾患（狭心症、心筋梗塞など）

平均在院日数 11.0日

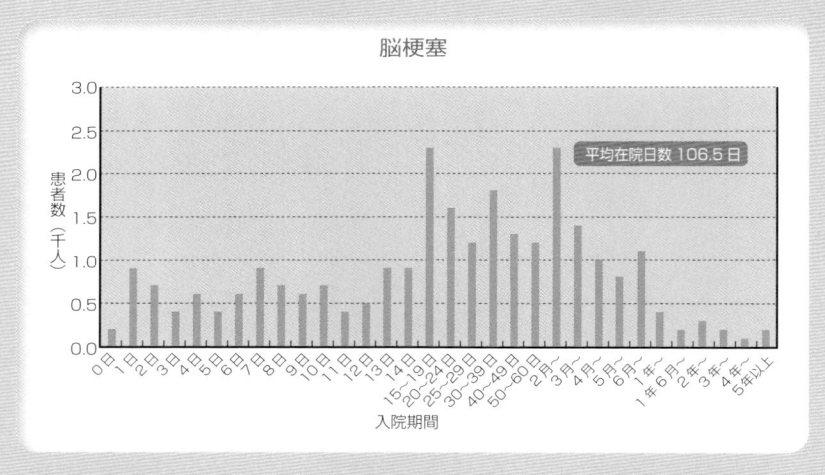

脳梗塞

平均在院日数 106.5日

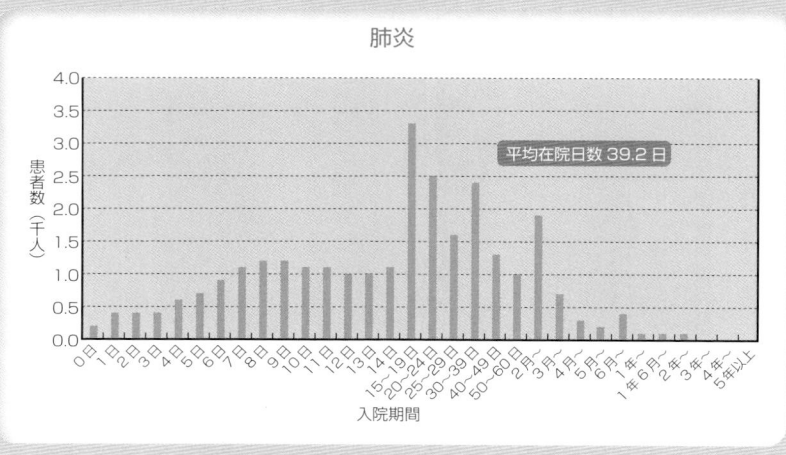

肺炎

平均在院日数 39.2日

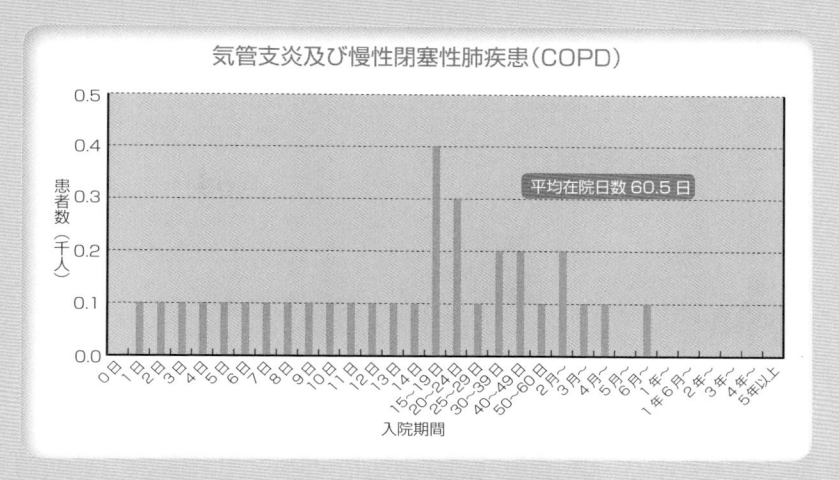

気管支炎及び慢性閉塞性肺疾患（COPD）

平均在院日数 60.5 日

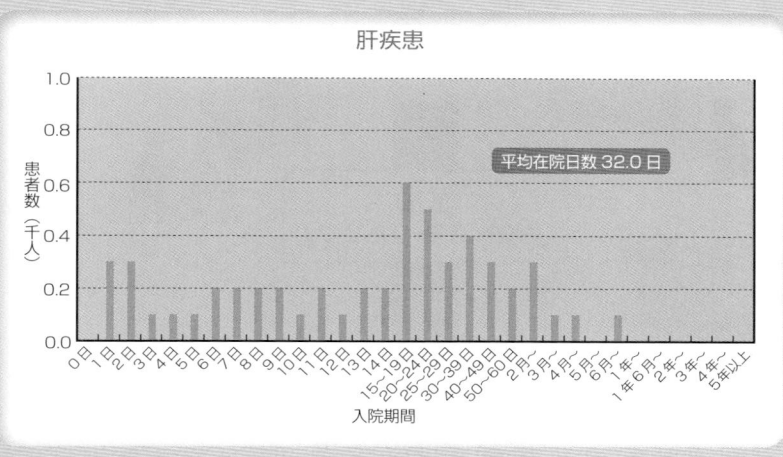

肝疾患

平均在院日数 32.0 日

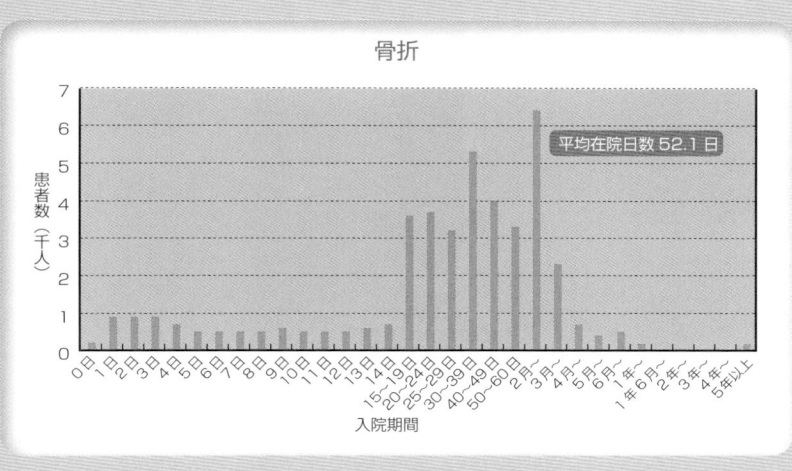

骨折

平均在院日数 52.1 日

4 病院の各職種の役割

図6 退院に向けた各職種の関わり

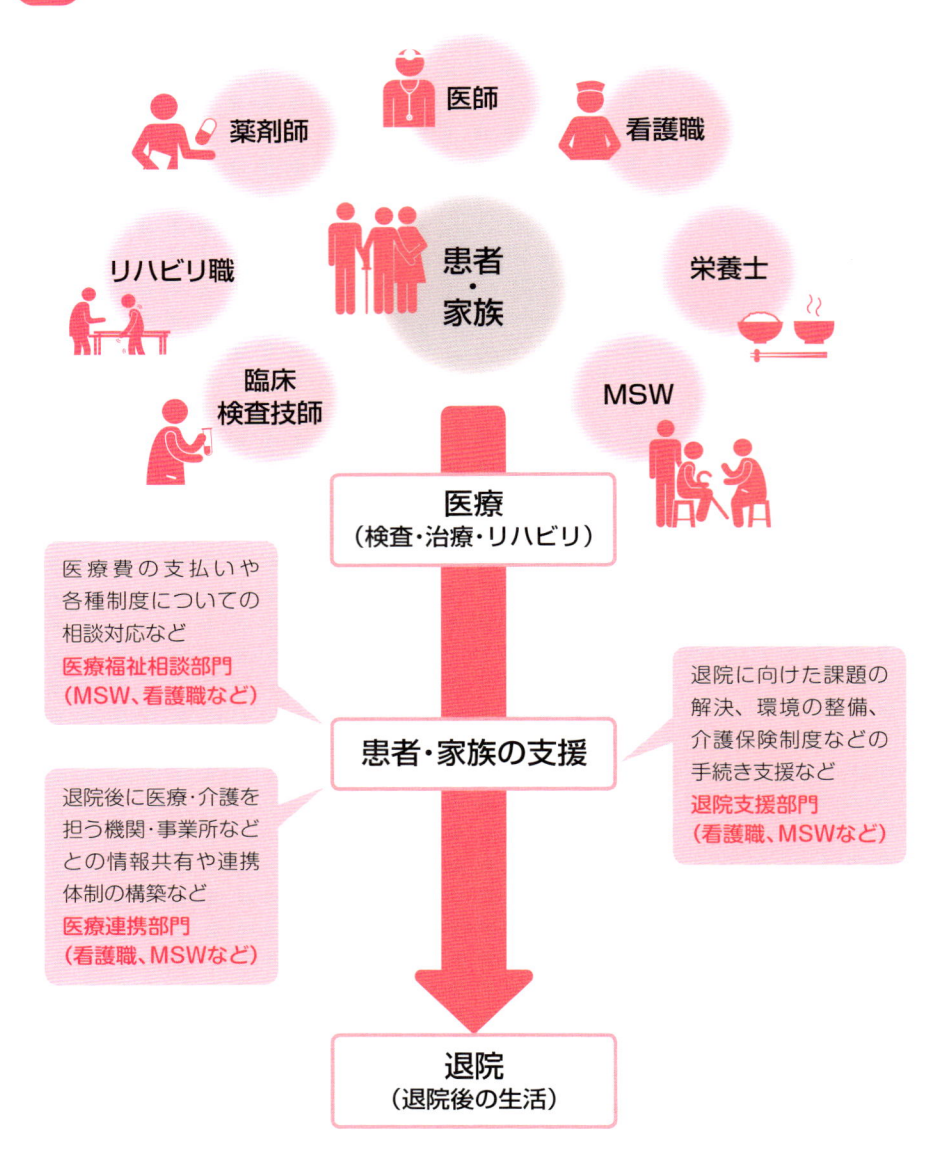

- 薬剤師
- 医師
- 看護職
- リハビリ職
- 患者・家族
- 栄養士
- 臨床検査技師
- MSW

↓

医療
（検査・治療・リハビリ）

↓

患者・家族の支援

医療費の支払いや各種制度についての相談対応など
医療福祉相談部門
（MSW、看護職など）

退院に向けた課題の解決、環境の整備、介護保険制度などの手続き支援など
退院支援部門
（看護職、MSWなど）

退院後に医療・介護を担う機関・事業所などとの情報共有や連携体制の構築など
医療連携部門
（看護職、MSWなど）

↓

退院
（退院後の生活）

検査・治療に関わる専門職

　入院後の患者に関わる専門職は、医師をはじめ看護職、医療ソーシャルワーカー（MSW）、薬剤師、栄養士、臨床検査技師、リハビリ職などさまざまです。医師ならば、診療方針の決定や検査・治療を、薬剤師は調剤や薬物治療の安全性のチェックなど、栄養士については病状や治療段階に応じた食事計画の立案など、それぞれの専門領域から患者の治療に関わります。

患者・家族のサポートを担う職種

　直接治療に関わるのではなく、患者・家族の経済的・社会的問題への対応や退院支援などを担うスタッフもいます。医療費の支払いや、各種制度の利用などのアドバイスをするMSW（p.89参照）、退院に向け必要な準備や関係者との調整などを行う退院調整担当者（p.89参照）などです。これらの役割には資格要件などはないため、医療機関によって担当する職種・部署が異なることがあります。

　平均在院日数の短縮が進められる半面、高齢化で退院後に介護を必要とする人が増えているため、診療報酬でもこうしたサポートが最近評価されるようになっています。そのなかで、入院早期からの介護分野との連携も重視されています。

●介護の視点●

　ケアマネジャーなどが利用者の入院時に情報の提供をするとき、医療機関によって窓口となる部署・専門職が違うことはよくあります。医療機関側に事前に確認して情報提供することも必要です。

5 病棟看護師と患者の関わり

図7 看護体制のイメージ

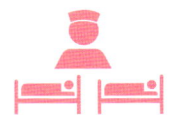

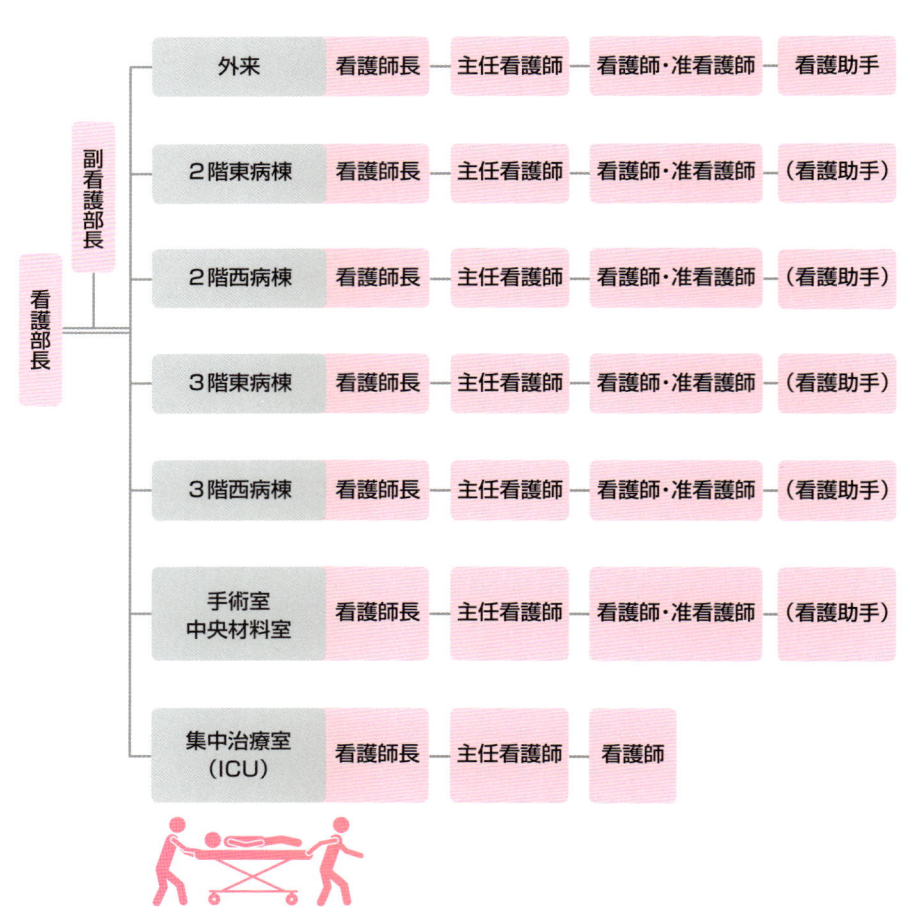

```
                    ┌─ 外来 ───────── 看護師長 ─ 主任看護師 ─ 看護師・准看護師 ─ 看護助手
                    │
                    ├─ 2階東病棟 ──── 看護師長 ─ 主任看護師 ─ 看護師・准看護師 ─（看護助手）
                    │
         副看護部長 ─┼─ 2階西病棟 ──── 看護師長 ─ 主任看護師 ─ 看護師・准看護師 ─（看護助手）
                    │
看護部長 ─┤          ├─ 3階東病棟 ──── 看護師長 ─ 主任看護師 ─ 看護師・准看護師 ─（看護助手）
                    │
                    ├─ 3階西病棟 ──── 看護師長 ─ 主任看護師 ─ 看護師・准看護師 ─（看護助手）
                    │
                    ├─ 手術室
                    │  中央材料室 ─── 看護師長 ─ 主任看護師 ─ 看護師・准看護師 ─（看護助手）
                    │
                    └─ 集中治療室
                       （ICU）────── 看護師長 ─ 主任看護師 ─ 看護師
```

病棟看護師の役割は？

　入院中、患者・家族と最も密接に関わるのは病棟の看護師です。そのため、ケアマネジャーなどと情報交換をすることも多くなります。病棟看護師が、患者・家族とどのように関わっているかを知っておくと、連絡をとる際にも役立ちます。

　看護師は、検査室や外来、手術室など病院のいろいろな部署に配置されていますが、24時間、患者と接してケアを行うのは病棟看護師のみです。病棟看護師は、集中治療室（ICU）から急性期治療を行う病棟、リハビリなどを行う回復期リハビリ病棟などの各病棟に配置され、入院患者に対し、体温や血圧など日々の容態のチェックや、注射・点滴、検査のための採血、ガーゼ交換、清潔を保つこと（保清）まで、さまざまな業務を担当しています。

病棟は"1つの部署"

　入院患者の治療をする場所を「○○病棟」と呼びますが、この病棟が看護体制の最小単位に当たります。1病棟の病床数は病院によって違いますが、50床程度が平均的です。

　"1病棟＝1つの部署"という扱いで、看護部は50床程度の病床を管理する複数の部署を中心に構成されています。そのため、たとえ同じフロアに2つの病棟があっても、入院患者の情報が共有されるのは、各病棟内に限られることが一般的です。

　また病棟には、複数の診療科の病床が同居する混合病棟と、診療科単独の病棟があります。その病棟がどの診療科の病床をもっているかにより、所属する看護師の得意分野も異なることがあります。

看護体制は病院によって違うことも

　限られたスタッフ数で、入院患者に効率的、かつきめ細やかにケアを提供するために、さまざまな看護方式（看護師の業務の分担体制のこと）が試みられています。

第2章　入院から退院までの流れ

67

5 病棟看護師と患者の関わり

図8 いろいろな看護方式

機能別看護
検温、点滴、薬の管理など看護業務ごとに担当を決める

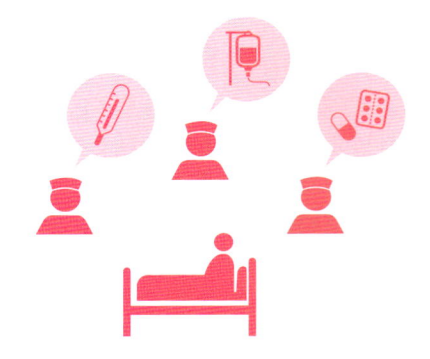

プライマリナーシング
看護師ごとに担当の患者を決め、固定で受け持つ

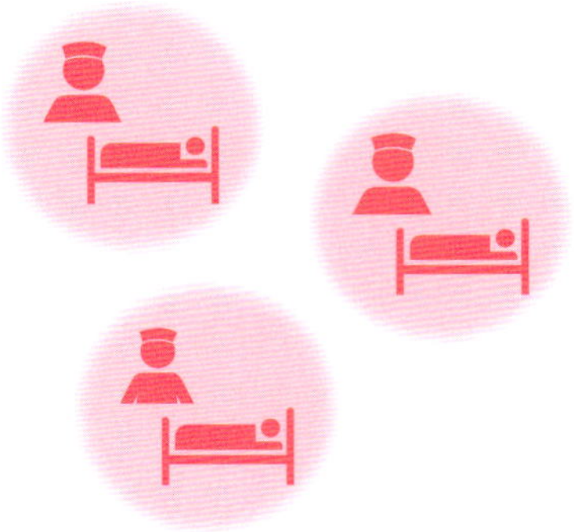

チームナーシング
1つのチームとして患者を担当する

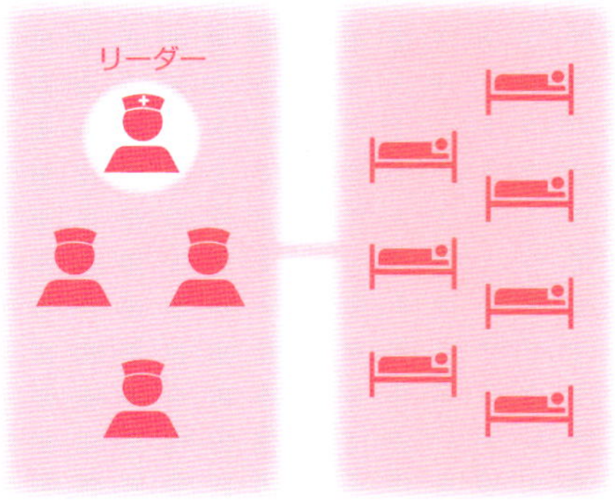

モジュール型看護
チーム内でそれぞれ担当患者を決め、固定で受け持つ

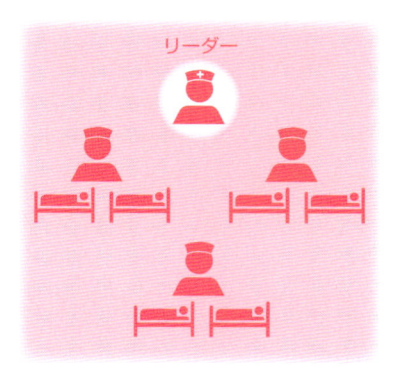

たとえば、1病棟に複数のチームをつくり、各リーダーのもとチーム単位で担当患者をケアする方式（チームナーシング）や、受け持ちの患者を決めて入院から退院まで1人の看護師が継続して看る方式（プライマリナーシング）、チームをつくりそのなかでそれぞれ担当患者を決める方式（モジュール型看護）などがあります（図8）。看護方式により、病棟の看護師の誰がどの程度、患者の情報を把握しているかに違いが出ることもあります。

情報提供・共有の窓口は誰？

　では、病棟看護師に対して入退院時の情報提供・収集を行う場合、誰を窓口にすればいいのでしょうか。入院から退院まで受け持つ担当看護師がいれば、その人を窓口にするのが理想的ですが、看護方式によっては必ずしも固定された担当がいるとは限りません。また、特定の人を対象にすると、勤務シフトや業務の都合などでつかまらないということも多いでしょう。

　最もよい方法は、事前に病棟に電話を入れ、誰に利用者の情報を伝えればいいのか、あるいは誰に教えてもらえばいいのかを聞くことです。チーム内で情報がある程度共有されているのであれば、チームメンバーの誰でも構わないと言われるかもしれませんし、はっきりと受け持ちが固定されているのならば、担当者に引き継がれることもあるでしょう。適切な窓口に橋渡ししてもらうには、病棟内の事情を知っている看護師に任せるのが一番です。

● 介護の視点 ●

　担当看護師に電話をしても、業務中でなかなか対応してもらえないことも。「どうしてもその人でないと」という用事でないときは、「○○さんの病状をご存じの方をお願いします」などと相手を限定せずに伝えると、早く適切な人につないでもらいやすくなります。

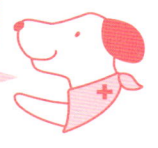

6 電話や訪問はいつすればいい？

図9 病棟看護師が多忙な時間帯の例

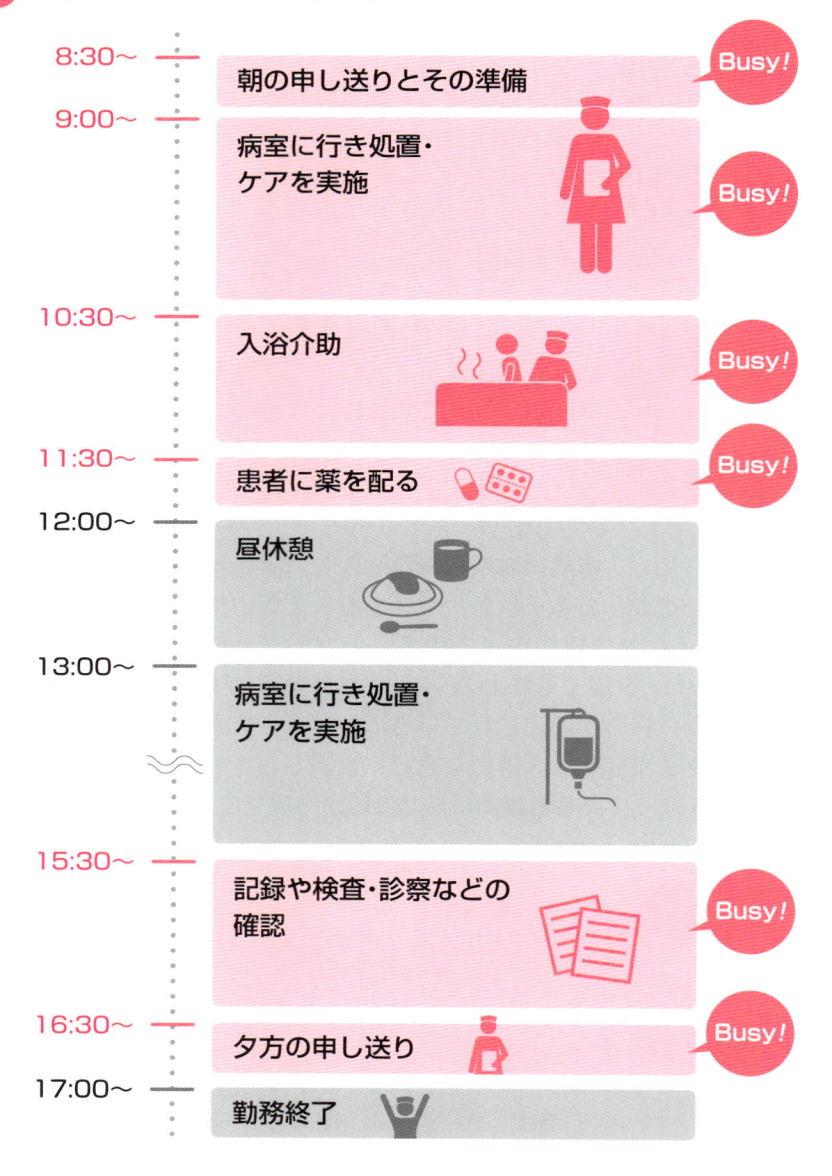

8:30～	朝の申し送りとその準備	Busy!
9:00～	病室に行き処置・ケアを実施	Busy!
10:30～	入浴介助	Busy!
11:30～	患者に薬を配る	Busy!
12:00～	昼休憩	
13:00～	病室に行き処置・ケアを実施	
15:30～	記録や検査・診察などの確認	Busy!
16:30～	夕方の申し送り	Busy!
17:00～	勤務終了	

※このほか午前中は処置が集中するなど、病院・病棟によって決まって忙しい時間帯がある。

多忙な時間は極力避ける

　病院のスタッフと介護職とは、働いている環境も業務内容も異なります。そのため連絡をとる際は、お互いの立場・状況に配慮することが重要です。

　電話や訪問は、相手の業務が忙しい時間帯は避けたいものです。たとえば病棟看護師の場合、朝夕の申し送り時や、スタッフ数の少ない昼食時、夜間は一般的に忙しい時間帯です（図9）。

　また、午前中は処置や検査が集中する、おむつ交換が入るなど、その病棟ごとに忙しい時間帯もあります。最初に連絡をするときに、いつ連絡すればいいのかを確認しておくと、その後のやり取りがスムーズになります。

スタッフと面談したいときは事前に連絡を

　連絡なしの突然の訪問は、相手の予定を滞らせ迷惑をかけることもあります。特に信頼関係ができていないうちは、事前に連絡を入れ、訪問日と用件を伝えておいたほうが安心です。

　事前に予定がわかれば、病院のスタッフも資料の準備や対応する時間をつくることができます。その結果、介護職側も、1回の訪問でより多くの成果を得られるはずです。

●介護の視点●

　医師に連絡する場合、看護師や事務職に都合のよい時間を聞いてみましょう。診療時間が終わる少し前に連絡すると、残りの患者数もわかるので具体的な時間を教えてもらいやすいです。一度で連絡がつかないことも多いので、何度かアプローチするつもりで。

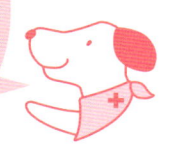

7 入院時に医療職が必要とする情報

図10 医療職に伝えたい利用者の情報の例

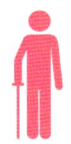

- 入院前のADLと日常生活上の課題（本人が1人でできる動作、介助を必要とする動作、家族が実施していた介助内容など）

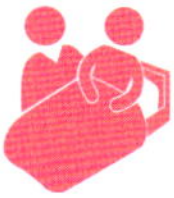

- （1日を通しての）同居者の有無と続柄

- 入院前の介護状況（キーパーソン、介護者の介護力や居住地域、サービス利用状況など）

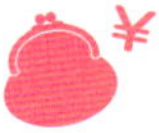

- 経済状態（経済面でのキーマンも含め）

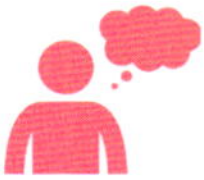

- 本人・家族の入院に対するそれぞれの思い（入院の目的意識、入院に対する感情など）

- 本人・家族の退院後の生活へのそれぞれの思い（退院後の行き先や在宅復帰に対する思い、入院前の生活状況への思いなど）

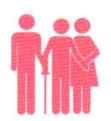

- 本人の性格傾向（意思決定の傾向など）

- ケアマネジャーから見た家族像、家族関係（意思決定を左右する人、対応に注意が必要な親族など）

など

入院前の利用者の情報はなぜ重要？

　ここ何年かで、介護・医療の連携が重視され、介護報酬や診療報酬でも介護職・医療職の情報共有が評価されるようになりました。ケアマネジャーによる、病院のスタッフなどに対する入院前の利用者情報の提供も、介護報酬の算定対象とされています。
　入院前の利用者の情報は、病院のスタッフにとって、入院中のケアだけでなく、退院に向けての目標設定、支援などに役立ちます。最近、多くの医療機関では、入院するとすぐに退院に向けた支援を開始するようになっています。そこで、ケアマネジャーなどからの情報がより重視されているのです。

独居や認知症の人では入院前の医療状況も

　では医療職にとって、どのような情報が必要なのでしょうか。入院後、看護師なども患者・家族から、病気・治療の経験（病歴）や、療養にかかわる家族状況などについて聞き取りをします。
　独居や認知症の人などで、入院前の状況を説明できる家族などがいない場合は、どのような病気でどの医療機関にかかっていたのか、何の薬を飲んでいたのかといった情報も、ケアマネジャーなどから提供することが求められます。かかりつけ医の連絡先を伝えるという方法もあります。

病院では把握しにくい情報も

　また、なかには病院では把握しにくい情報もあります。まず挙げられるのが、入院前のADLや生活上の課題です。病気や環境の違いなどのため、入院前後で患者のADLは大きく変化していることもあります。入院前の生活の様子を聞き、看護師が現状とのギャップに驚くケースもあるほどです。退院時の目標設定の参考にもなるので、どこまで本人ができ、どの部分で介助が必要だったかなど、具体的に伝えましょう（図10）。

7 入院時に医療職が必要とする情報

図11 退院に向けた意識に影響する要素

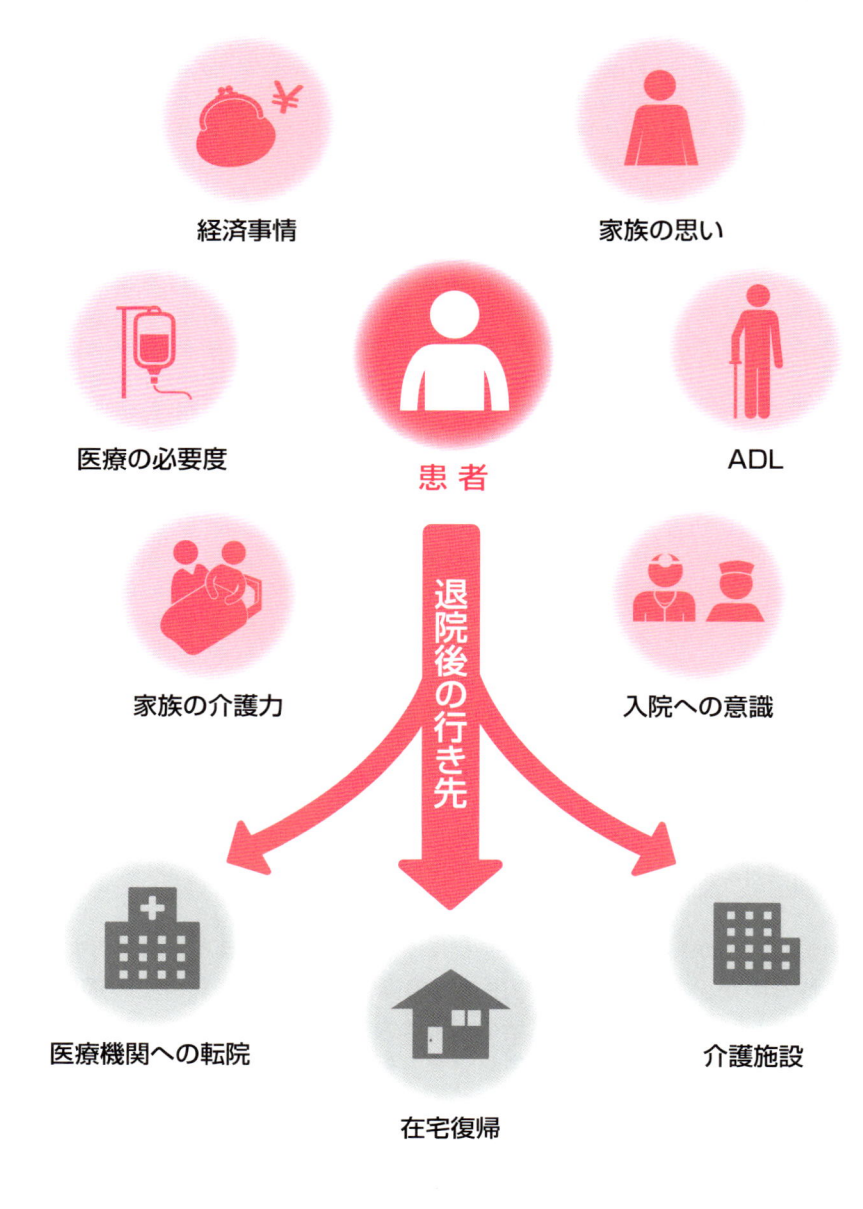

経済事情
家族の思い
医療の必要度
患者
ADL
家族の介護力
入院への意識

退院後の行き先

医療機関への転院
在宅復帰
介護施設

74

入院や退院後の生活に対する患者・家族のそれぞれの思いや、家族背景なども、短い入院期間では医療職がキャッチしにくい情報です。病状を回復させることより、入院で安心感を得ることが本人や家族にとって大きな目的になっている場合などは、そうした本人・家族の意識が退院の障壁になることもあります。また、本人の前では口には出さないものの、在宅介護に家族が限界を感じていれば、自宅以外の受け皿も視野に入れた退院支援も求められます。

退院後の行き先決定にも提供した情報がかかわる

　退院後の行き先を決めるうえで、家族背景（本人の性格や家族との仲、介護や意思決定などのキーパーソン、家族に期待できる介護力など）が大きく関係します。意思決定の際に、本人が自分で決断するタイプなのか、家族の誰かに判断を仰ぐタイプなのか、また一度決めたことに不満を言うなど家族内で対応に気をつけなければならない人はいるか、といった情報も、医療職が介入するうえで重要です。

　入院前の情報は文書で提供するのが一般的ですが、家族関係や家族の人物像などについてはケアマネジャーや介護職側の主観的な情報も入るため、文書化に抵抗を感じる人もいるでしょう。その場合は、これらの情報のみ口頭で伝えるという方法もあります。

　医療職への情報提供の機会は、ケアマネジャーなどにとっても病状や予後、入院期間の目安などを確認する絶好の場です。わからないことは事前にメモし、質問する準備をしておくといいでしょう。

●介護の視点●

　施設でも居宅でも、介護は複数のスタッフで行うことが多いですよね。偏りや見落としを避けるためにも、複数のスタッフから情報を収集し、集約して病院に提供したほうが安心です。

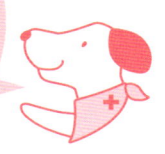

第2章　入院から退院までの流れ

8 退院調整・支援が重視される理由

図12 入院期間短縮を目指すさまざまな施策

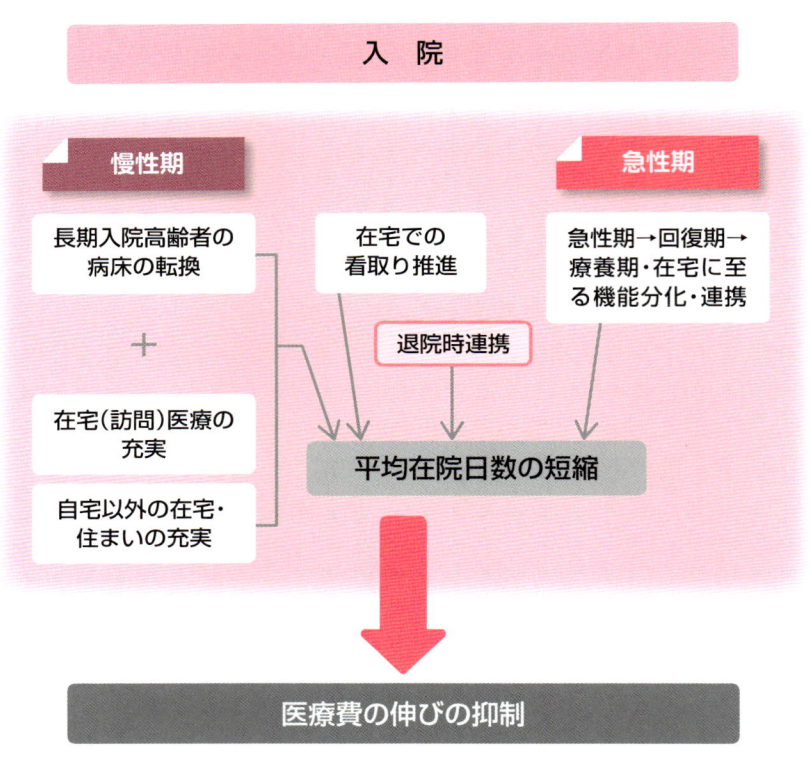

入院

【慢性期】
- 長期入院高齢者の病床の転換
  ＋
- 在宅（訪問）医療の充実
- 自宅以外の在宅・住まいの充実

在宅での看取り推進

退院時連携

【急性期】
- 急性期→回復期→療養期・在宅に至る機能分化・連携

↓
平均在院日数の短縮
↓
医療費の伸びの抑制

厚生労働省「平成18年度医療制度改革関連資料　Ⅲ医療費適正化の総合的な推進」より改変

専門スタッフを置く病院が増えている

　病院の入院期間が短くなるとともに、よく聞くようになってきた言葉が「退院調整」です。退院調整（退院支援）は、入院早期から患者・家族を支援し、退院後の療養・生活に向けた準備を進めるサービスのことです。最近では、多くの病院が専門の部署、スタッフを置いています。

　入院医療費の削減のために、国はコストのかかる急性期病院を減らすとともに、リハビリなど他の機能をもった病院への転換を進めています（図12）。急性期の病床数が少なくなるなかで、同じ患者数を受け入れるためには、1人当たりの入院期間を短くすることが必要です。そこで、最近は病状がある程度落ち着いた患者には退院してもらい、治療を必要とする次の患者のために病床を空けてもらうことが求められています。

退院への課題のある人に積極的に支援

　そうしたなかで、入院が長期化しやすい虚弱な高齢者などへの対策の必要性が指摘されていました。その切り札が退院調整です。退院に向けて課題がある人に積極的に支援を行うことで、円滑な退院につなげようという取り組みなのです（図13）。

患者の「治る」≠病院の「治る」

　医療のしくみの変化により、病院と患者との間には認識のギャップも生じています。「まだ、治っていないのに退院させられた」といった患者・家族の声はその典型です。

　多くの人にとって、「治る」とは入院前の状態に戻るイメージがあります。1病院で治療を完結させていた頃は、そうした状態になるまで長期入院することもありましたが、現在の病院、特に急性期病院では制度上、難しくなっています。

　急性期病院のスタッフにとっては、「治る」は専門的な治療が終了

8　退院調整・支援が重視される理由

図13　退院調整の効果

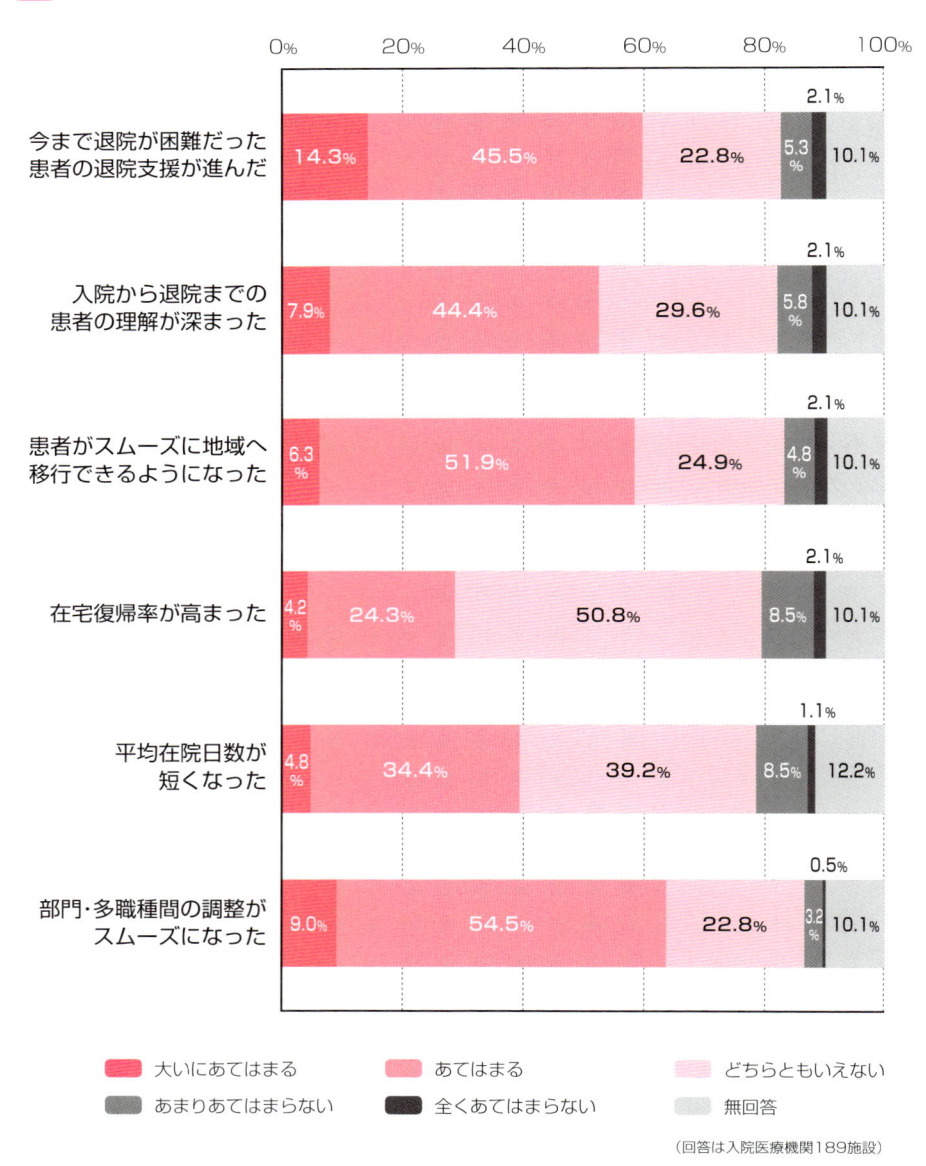

項目	大いにあてはまる	あてはまる	どちらともいえない	あまりあてはまらない	全くあてはまらない	無回答
今まで退院が困難だった患者の退院支援が進んだ	14.3%	45.5%	22.8%	5.3%	2.1%	10.1%
入院から退院までの患者の理解が深まった	7.9%	44.4%	29.6%	5.8%	2.1%	10.1%
患者がスムーズに地域へ移行できるようになった	6.3%	51.9%	24.9%	4.8%	2.1%	10.1%
在宅復帰率が高まった	4.2%	24.3%	50.8%	8.5%	2.1%	10.1%
平均在院日数が短くなった	4.8%	34.4%	39.2%	8.5%	1.1%	12.2%
部門・多職種間の調整がスムーズになった	9.0%	54.5%	22.8%	3.2%	0.5%	10.1%

（回答は入院医療機関189施設）

「平成24年度診療報酬改定結果検証に係る特別調査（平成24年度調査）在宅医療の実施状況及び医療と介護の連携状況調査報告書（案）について」より

し病状が落ち着いた状態を意味します。低下した体力やADLを回復させるのは、回復期などの病院の役割ですし、集中的なリハビリなどが必要なければ、退院して自宅に戻ってもらうこともあるでしょう。

　しかし、患者・家族には、完全でない状態での退院、ましてや自宅に戻ることには不安があります。そこで、その病院でどこまで治療を行うのかを理解してもらい、患者・家族とともに早くから退院後の生活を考え、準備を進める支援が必要になるのです。

"待機期間"を減らすために早期調整が必要

　早期からの退院調整は、病院にとっても必要不可欠です。回復期リハビリ病院などや介護施設などへの転院・転所が必要な場合、受け入れ先の病床（後方病床）を確保しておかなければなりません。しかし、回復期リハビリ病院や介護施設などが不足している地域も少なくなく、ベッドの争奪戦になることもあるからです。

　実は従来から、後方病院・施設の空き病床の待機期間が、入院期間の延長の1つの要因になっていました。そのため、治療が終わったらすぐに転院できるように、退院調整の流れのなかで、早くから後方病院・施設と調整を進めることが重視されているのです。

●介護の視点●

　病院が退院時に連携する職種として多いのは、ケアマネジャーや訪問看護師、介護施設スタッフなどです。入院中から関わることで、医療職が見落としがちな、患者・家族の生活などの視点での情報提供をすることができます。

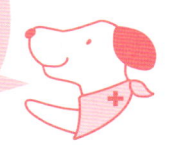

9 退院調整のしくみと流れ

表4 退院困難な要因の例

- 悪性腫瘍、認知症または誤嚥性肺炎等の急性呼吸器感染症
- 緊急入院した
- 介護保険が未申請の場合（特定疾病を有する40歳以上65歳未満の人および65歳以上の人）
- 入院前に比べADLが低下し、退院後の生活様式の再編が必要と推測される
- 排泄に介護を要する
- 同居者の有無にかかわらず、（退院後に）必要な介護を十分に提供できる状況にない
- 退院後に医療処置（胃ろうなどの経管栄養法を含む）が必要
- 入退院を繰り返している

など

図14 退院が困難な要因別にみた患者数

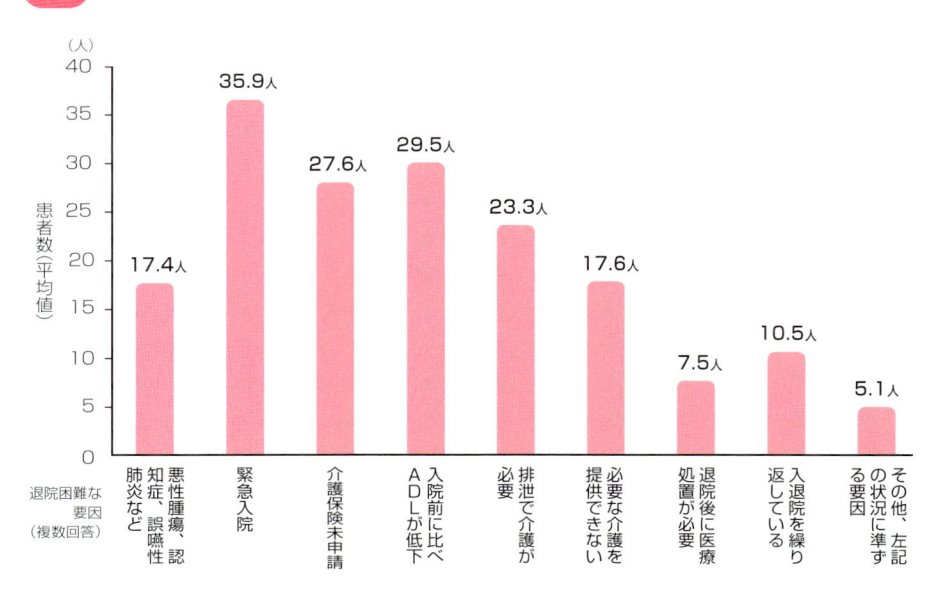

退院困難な要因（複数回答）	患者数（平均値）
悪性腫瘍、認知症、誤嚥性肺炎など	17.4人
緊急入院	35.9人
介護保険未申請	27.6人
入院前に比べADLが低下	29.5人
排泄で介護が必要	23.3人
必要な介護を提供できない	17.6人
退院後に医療処置が必要	7.5人
入退院を繰り返している	10.5人
その他、左記の状況に準ずる要因	5.1人

（2012年9月1日～30日、112病院が回答）

「平成24年度診療報酬改定結果検証に係る特別調査（平成24年度調査）在宅医療の実施状況及び医療と介護の連携状況調査報告書（案）について」より作成、一部改変

どのような人が退院調整の対象になる？

　退院に関わる患者・家族の支援は、「退院調整」または「退院支援」といわれます。退院支援は、課題を抱えた患者・家族に対して退院後の療養・生活の場を決める支援をすること、退院調整はその実現のために、必要な制度や地域の資源につなぐ調整を行うことなどと、言葉が使い分けられることもありますが、ここでは両者を含めて「退院調整」として説明します。

　退院調整の対象になるのは、悪性腫瘍や認知症、誤嚥性肺炎などの人や、入院前に比べADLが低下し退院後の生活の見直しが必要な人など、退院が困難になる要因のあるケースです（表4）。要因別に患者数をみると、入院前よりADLが低下した人、排泄に介護を要する人など介護関連の要因も目立ちます（図14）。こうした要因をもつ患者の多くは、体力の低下している高齢者です。

入院後1週間以内にアセスメントを開始

　退院調整は、退院困難な要因のある患者を拾い出すことからスタートします。入院して48時間以内に、病棟看護師などがスクリーニングを実施し、退院困難な要因がないかをチェックします（図15）。そこで、引っかかった人に対して、さらに退院時の病状や医療処置の必要性、ADLや認知機能の状況、生活・家族状況、介護保険の申請状況、希望する退院先などについて1週間以内にアセスメントします。

　その結果、支援が必要とされた患者に対し、介入を実施します。なかにはスクリーニングでチェックされても、支援の必要がない人もいます。たとえば、胃潰瘍で吐血のため緊急入院した独居の患者でも、治療で止血すれば、ADLにも影響なく早期に退院できることが予想されます。

　こうしたケースでは経過観察をして、状況に応じて介入するかどうかを最終決定します。反対に、最初のスクリーニングなどで外された人でも、その後の状態の変化などによっては支援対象になるこ

9 退院調整のしくみと流れ

図15 退院調整の流れ

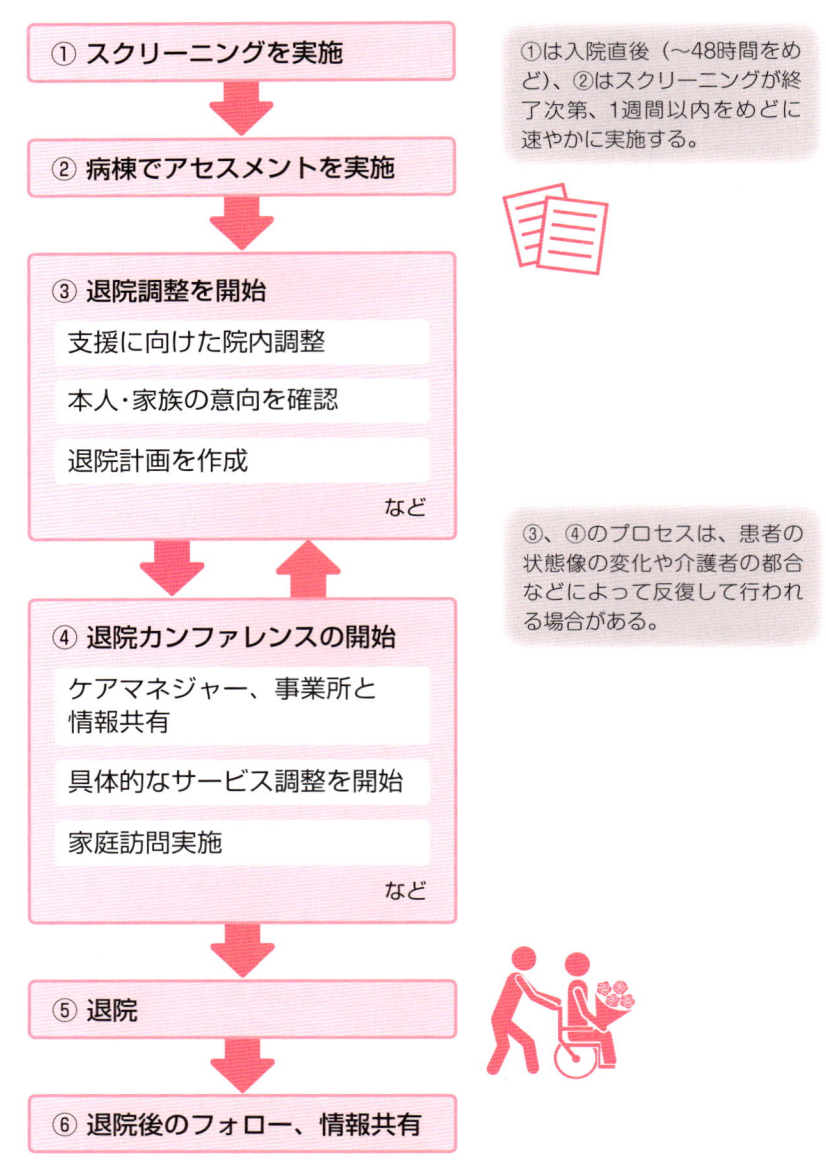

① **スクリーニングを実施**

↓

② **病棟でアセスメントを実施**

↓

③ **退院調整を開始**
- 支援に向けた院内調整
- 本人・家族の意向を確認
- 退院計画を作成

など

↕

④ **退院カンファレンスの開始**
- ケアマネジャー、事業所と情報共有
- 具体的なサービス調整を開始
- 家庭訪問実施

など

↓

⑤ **退院**

↓

⑥ **退院後のフォロー、情報共有**

①は入院直後（〜48時間をめど）、②はスクリーニングが終了次第、1週間以内をめどに速やかに実施する。

③、④のプロセスは、患者の状態像の変化や介護者の都合などによって反復して行われる場合がある。

全国国民健康保険診療施設協議会『在宅移行の手引き』2013年より一部改変

ともあります。

退院先が決まったら受け入れ調整へ

　介入では、患者・家族に、退院後にどこで療養したいか意向を確認し、そのための課題や対策を示したうえで自宅や介護施設など療養先を選択してもらい、退院支援計画を立てます。そこで、退院後に必要な医療・介護サービスが見えてくるため、患者・家族の希望をふまえて、地域の医療・介護関係者との調整に入ります。

　在宅医療を導入するケースなどでは、退院前に病院のスタッフと在宅医療・介護を担う多職種、患者・家族が一堂に会し、カンファレンスを開催することもあります。ただし、日程調整が難しいため、ケアマネジャーや訪問看護師などに絞り、情報交換の場を設けるほうが一般的です。

　退院調整は専門の部署や、看護師（退院調整看護師）、MSWなどが担う例が多くなっています。

●介護の視点●

　退院に向けたカンファレンスの設定や、地域の医療・介護関係者との調整などは、退院調整部門のスタッフが担当することも多いです。常に連携しておくと、やり取りがスムーズになりますね。

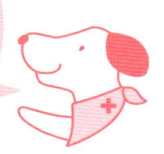

退院調整とケアマネジャー

　退院調整のプロセスで、ケアマネジャーなど介護関係者と、病院スタッフとの連携が必要な場面は、少なくありません。アセスメントや退院支援計画の立案には、入院前の利用者の心身状態や生活・家族環境などの情報が役立ちます。計画は、入院後7日以内に立てられるため、==なるべく早く情報提供する==のが理想的です。

9 退院調整のしくみと流れ

図16 患者が病院から在宅に移るときに不安だったこと

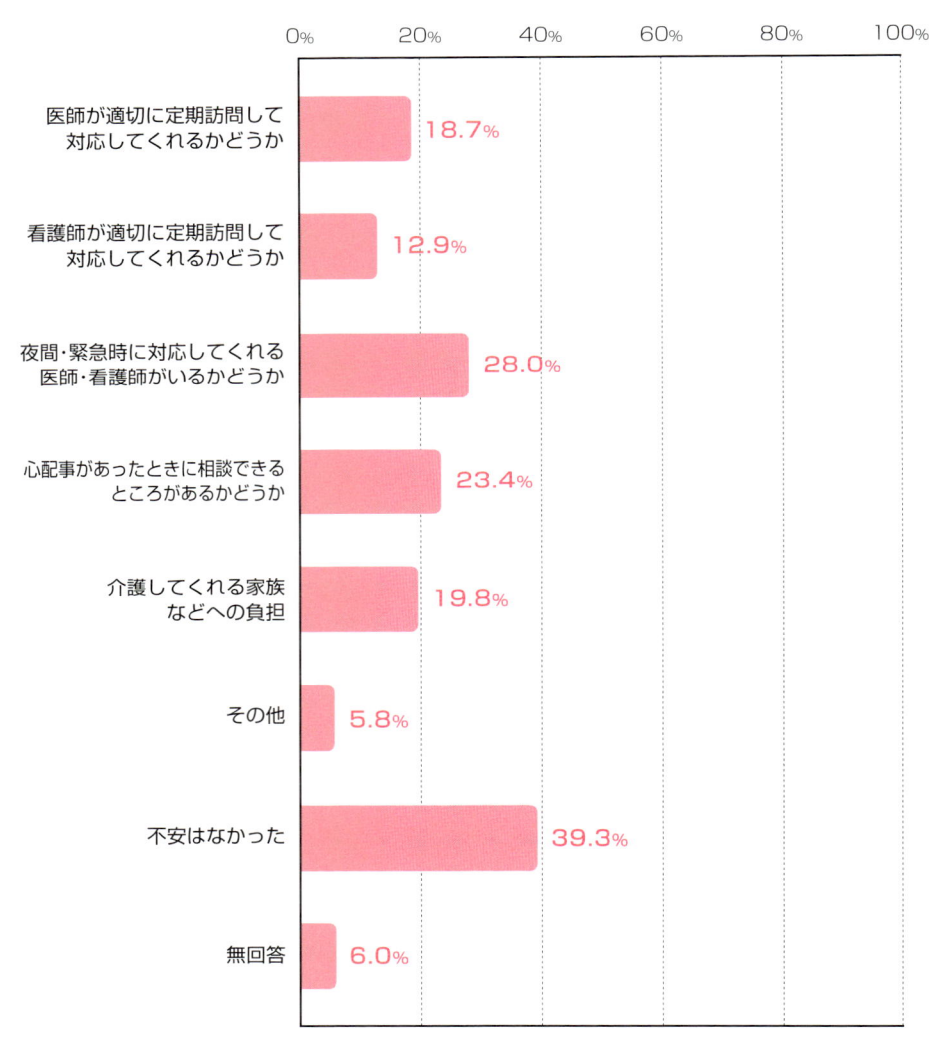

項目	割合
医師が適切に定期訪問して対応してくれるかどうか	18.7%
看護師が適切に定期訪問して対応してくれるかどうか	12.9%
夜間・緊急時に対応してくれる医師・看護師がいるかどうか	28.0%
心配事があったときに相談できるところがあるかどうか	23.4%
介護してくれる家族などへの負担	19.8%
その他	5.8%
不安はなかった	39.3%
無回答	6.0%

（複数回答、回答者数364人）

「平成24年度診療報酬改定結果検証に係る特別調査（平成24年度調査）在宅医療の実施状況及び医療と介護の連携状況調査報告書（案）について」を一部改変

また、それまで在宅介護をしていた人でも、病状の悪化や心身機能の低下などに伴って、退院後の生活に不安を感じがちです（図16）。地域の介護資源に通じたケアマネジャーなどが、1つひとつの不安に対して、利用できる制度・サービスや介護体制などを提案し解決策や生活イメージを示せば、患者・家族は心強いものです。病院スタッフも、退院後の在宅生活については具体的にイメージしにくいため、ケアマネジャーなどの協力が必要です。

早期の関わりが介護職側にもたらすメリット

　早期の関わりは、ケアマネジャーなどにとってもメリットがあります。病院スタッフから情報を集めることで退院時のADLを早めに予測し、必要に応じて区分変更申請をしておくことも可能です。入院中から自宅や施設の生活環境を想定してリハビリをしてもらう、退院後のリハビリ方針や住宅改修などについてリハビリ職に相談するといった連携もしやすいでしょう。

　現状の介護報酬では、医療との連携の評価は限定されていますが、今後、退院調整のプロセスにおける介護関係者の関わりは、ますます重要になると思われます。

●介護の視点●

　患者・家族の思いを代弁することもケアマネジャーなどの大切な役割ですが、「家族の準備ができていないから」などと安易に退院日の先送りを求めるのは避けましょう。特に急性期病院は、緊急性が高い治療を必要とする人のためのもの。病院の役割も意識した関わりが大切です。

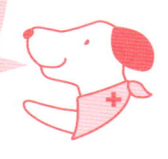

第2章　入院から退院までの流れ

10 入退院に関わる支援部門

図17 地域連携部門の役割

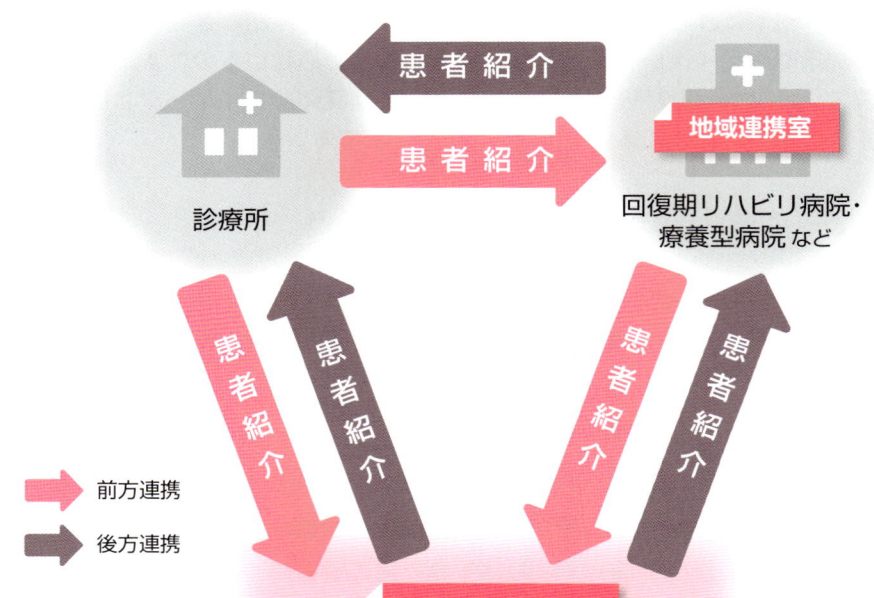

前方連携
後方連携

地域連携室の主な役割

- 地域の医療機関からの紹介患者の診察・検査などの予約
- 紹介患者の入院受け入れ調整
- 診療情報提供書などのやり取り
- 入院患者の他の病院への転院、介護施設への入所の調整
- 患者・家族に対するかかりつけ医の紹介
- 入院患者の退院に伴う医療機関・介護事業所などとの連絡調整
- 地域医療連携パスの運用管理
- 連携するかかりつけ医などへの各種会合の開催や広報活動
- 関係する医療機関、行政機関との連絡調整

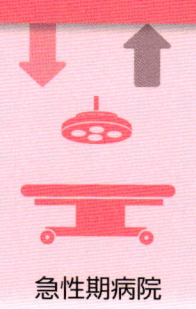

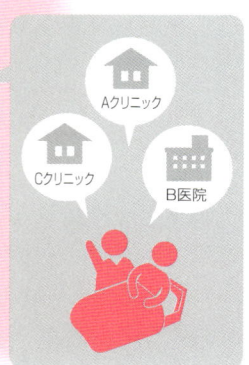

など

診療所　患者紹介　地域連携室　回復期リハビリ病院・療養型病院 など

地域連携室　急性期病院

Aクリニック　Cクリニック　B医院

地域連携部門、退院調整部門、医療福祉相談部門など、病院内で退院に向け患者・家族を支援する部門は、近年充実してきています。病院により部門や業務分担、関わる専門職などは多少異なりますが、おおよその役割を知っておくと連携に役立ちます。

地域連携部門

地域の医療機関との連携の窓口

　主に、他の医療機関との連携を推進する目的で、病院に設置されているのが地域連携（地域医療連携）部門です。病院にとって連携には2種類あります。地域の医療機関から検査や治療・入院が必要な患者の紹介を受ける「前方連携」と、病状が落ち着いた患者を地域の医療機関に紹介する「後方連携」です（図17）。

　この前後の紹介の窓口や、調整業務を手がけるのが連携部門です。病院によって構成は異なりますが、医師や看護師、MSW、事務職員などが配置されています。

かかりつけ医から紹介される患者の受け入れ

　具体的な業務内容には、かかりつけ医などからの紹介患者の受け入れ調整や診察・検査の予約の受付、入院患者に対しては転院先の調整や退院後のかかりつけ医の紹介、また他の医療機関との診療情報提供書など必要文書のやり取りの窓口役などがあります。介護関連の事業所、介護施設との調整まで手がけていることもあります。

●介護の視点●

　遠くから患者が来院する都会の大きな病院などでは、エリアが広すぎるため、連携部門が地域の医療機関などの紹介をしていないこともあります。入院前からケアマネジャーなどが関わっている場合、市町村や地域包括支援センターなどにつなぎ、利用者のかかりつけ医探しを支援する役割も期待されます。

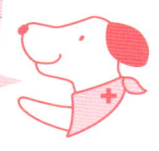

10 入退院に関わる支援部門

　たとえば、かかりつけ医が患者の精密検査を病院に依頼する場合、連携部門を介して診察・検査の予約をし、必要な文書などを送ります。一方、病状が落ち着いた患者に対しては、連携部門が住まいの近くにどのような医療機関があるかを紹介し、患者が希望するかかりつけ医に橋渡しする場合もあります。なお、紹介された患者は、紹介元の医療機関に帰すのが原則とされています。

　その他、連携部門では、こうした役割に伴って、地域の医療機関との連携強化をはかるための訪問活動や広報媒体の配布、会合の企画なども行うことがあります。

図18　退院調整部門の職種別平均職員数

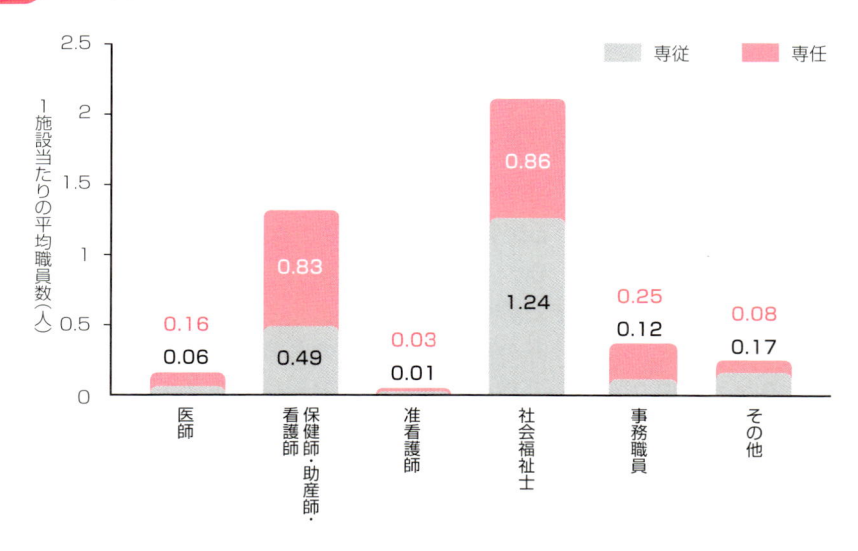

職種	専従	専任
医師	0.06	0.16
保健師・助産師・看護師	0.49	0.83
准看護師	0.01	0.03
社会福祉士	1.24	0.86
事務職員	0.12	0.25
その他	0.17	0.08

1施設当たりの平均職員数（人）

※「専従」…原則としてこの業務のみを行い、兼務していない。「専任」…この業務がメーンだが、他の業務と兼務している。

（回答152病院、2012年9月）
「平成24年度診療報酬改定結果検証に係る特別調査（平成24年度調査）在宅医療の実施状況及び医療と介護の連携状況調査報告書（案）について」より作成

退院調整部門

設置が進む退院調整部門

　診療報酬での評価を受け、退院調整部門を置く病院が増えています。病院によっては独立した部署としている例もありますが、地域連携部門の一部署とされていることも多いようです。

　退院調整は、退院困難な要因をもつ入院患者を早期に見つけ、本人や家族の望む場で療養できるよう、地域の医療・介護関係者とも連携して退院後の受け皿づくりをする業務です。厚生労働省が実施した調査では、退院調整部門の業務を主体にしている専門職はMSWに多い社会福祉士や看護師などです（図18）。

病棟看護師と協力して支援を実施

　退院調整は病棟看護師などと連携して行われています。分担は病院により違いますが、対象となる患者をスクリーニングで抽出する、患者背景などアセスメントに必要な基本情報を入手するといった役割は、病棟看護師が行うことが多いようです（図19）。

　退院調整部門のスタッフは、患者や家族と面談して支援の必要性を見極め、その意向に基づいて退院支援計画を作成、退院に向けた外部の医療・介護関係者との調整などを主に手がけます。そのプロセスで、院内や院内外のスタッフとのカンファレンスに参加することもあります。

退院調整看護師とMSW

　退院調整を担当する看護師を「退院調整看護師」と呼びます。病状や予後、退院後に必要な医療処置などの情報に詳しく、在宅医や訪問看護師など医療系サービスとの調整や連携などを得意としています。一方、MSWは介護保険制度など各種制度の知識が豊富で、ケアマネジャーや介護施設など介護関係者や、生活保護など経済的な問題のあるケースなどでの行政との調整などに強みを発揮します。こうした専門知識の違いをふまえて、調整業務を分担している病院もあります。

10 入退院に関わる支援部門

図19 退院調整部門の業務内容

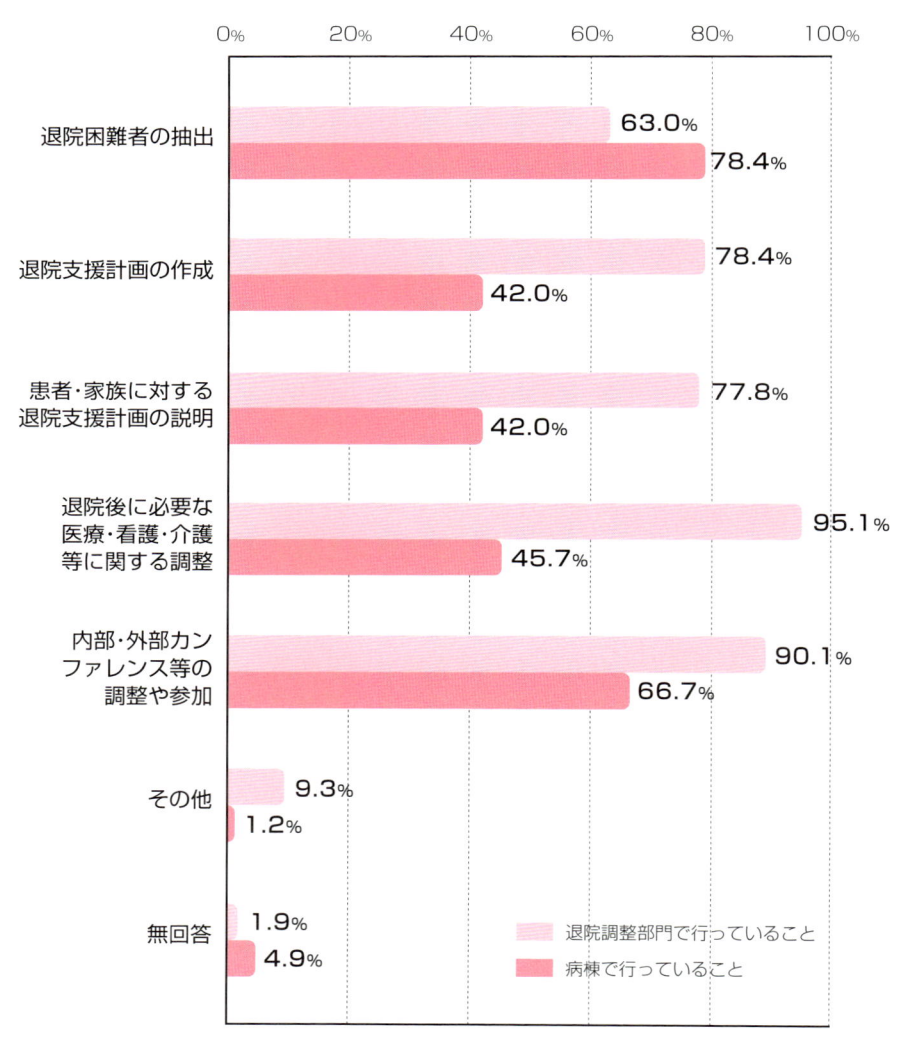

業務内容	退院調整部門で行っていること	病棟で行っていること
退院困難者の抽出	63.0%	78.4%
退院支援計画の作成	78.4%	42.0%
患者・家族に対する退院支援計画の説明	77.8%	42.0%
退院後に必要な医療・看護・介護等に関する調整	95.1%	45.7%
内部・外部カンファレンス等の調整や参加	90.1%	66.7%
その他	9.3%	1.2%
無回答	1.9%	4.9%

（複数回答、回答162施設）

「平成24年度診療報酬改定結果検証に係る特別調査（平成24年度調査）在宅医療の実施状況及び医療と介護の連携状況調査報告書（案）について」より

医療福祉相談部門

介護からお金や生活の相談まで幅広く対応

　患者・家族には、病気や治療など医療の情報以外にも、治療費の支払いや、障害や病気を抱えて生活するために必要な諸制度の利用などに関連して、さまざまな情報が必要になることがあります。それらの幅広い相談にのり、必要に応じて適切な部署・機関につなぐ役割を担っているのが医療福祉相談部門です。

　相談部門には、一般的にMSWや事務職員、看護師などが配置されています。多額の費用がかかる入院や治療に関連して、医療費など経済的な問題での相談が寄せられることが多いようです。また、病状や障害によっては、本人が気づいていない諸制度が利用できることがありますが、そうした面でも助言してくれます。

医療福祉相談部門の役割の例
- 医療費の支払いに関する相談（高額療養費や貸付制度など）
- 経済的な問題での相談（傷病手当金や障害年金、生活保護など）
- 諸制度に関する相談（介護保険、身体障害者手帳、難病医療費助成制度など）
- 在宅療養や転院、介護施設への転所などの相談　　　　など

●介護の視点●

　特定の病気に特化した相談部門を設けている病院もあります。がんに関してはがん診療連携拠点病院、難病は難病相談支援センター、認知症では認知症疾患医療センター、B・C型肝炎は肝疾患診療連携拠点病院などです。各地域に指定を受けた病院があって、その病院に受診していなくても、また介護関係者でも相談できます。

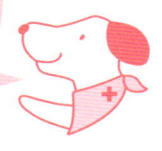

11 医療職からの情報収集のポイント

図20 「顔の見える関係」の強み

顔の
わかる関係

顔の向こう側が
見える関係

顔を通り超えて
信頼できる関係

【 話す機会がある 】
グループワーク・日常的な会話・利用者を一緒に見ることを通じて、性格、長所と短所、仕事のやり方、理念、人となりがわかる

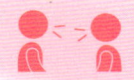

顔の見える関係と連携との関係
- 顔がわかるから安心して連絡しやすい
- 役割を果たせるキーパーソンがわかる
- 自分の対応を変えることでやりやすくなる
- 同じことを繰り返して信頼を得ることで効率がよくなる
- 親近感がわく
- 責任のある対応をする

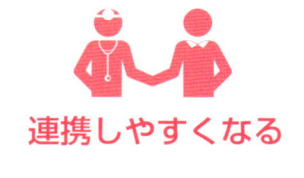

→ 連携しやすくなる

『緩和ケア普及のための地域プロジェクト（厚生労働科学研究がん対策のための戦略研究）』報告書、2012年より一部改変

電話の問い合わせで注意したいこと

　利用者の入院中、居宅や介護施設のケアマネジャーなどは、退院時期の目安や治療の見通しなどについて病院のスタッフから情報収集をすることも必要になります。退院後のケアプラン作成のための、病院側からのケアマネジャーへの情報提供は、診療報酬でも評価されている反面、ケアマネジャーなどの介護関係者のなかには医療職に積極的に連絡し情報共有を図ることに、敷居の高さを感じる人もいます。

　その理由の1つに、患者情報に対する、病院側とケアマネジャー側の意識のギャップもあるかもしれません。病院では個人情報の取り扱いが厳しくなっているため、第三者への情報提供には慎重です。

　特に、電話での患者の病状などに関する問い合わせには、患者・家族が許可していて、相手が患者のケアマネジャーであるという確証がない限り、応じてくれないこともあります。病院に連絡する前に、まず本人や家族に病状や治療経過などについて確認し、病院スタッフから話を聞くことについて了解を得ておきましょう。

個人情報とは

　2003年に個人情報の保護に関する法律が成立しました。この法律では、個人情報を「生存する個人に関する情報であって（中略）特定の個人を識別することができるもの」としています。医療分野でいえば「診療録、処方せん、看護記録、紹介状、入院期間中の診療経過の要約」などが、介護分野では「ケアプラン、介護サービス提供の計画、サービス提供内容等の記録」などがあげられます。

　医療・介護関係者が、患者・利用者の個人情報をサービス提供などのために利用することは法の範囲内とされています。ただ、他人では知り得ない情報を知ることができる立場だけに、情報の取り扱いには慎重さが求められます。

11 医療職からの情報収集のポイント

「顔の見える連携」って？

　最近、医療・介護の分野では連携体制の構築が目指されていますが、そのポイントとして"顔の見える連携"という言葉がよく聞かれます。直接顔を合わせて情報を交換し、お互いに"顔の見える関係"を築くことで、連携がスムーズになるというものです。

　もし可能であれば、一度入院中の利用者を訪問した際に、病棟看護師などに会い、直接情報交換するといいでしょう。あなたのもっている情報は、相手にとってもケアや退院支援などに役立つ可能性があるはずです。

　病院のスタッフに顔を覚えてもらうとともに、病状など医療情報を知ることのできる一石二鳥の方法が、医師の診察時の同席です。本人や家族の了解をとったうえで看護師にそのことを伝え、診察への同席を依頼します。本人・家族が許可している場合、医師から同席を断られることはあまりないと思われますが、「病状を早めに把握しておくと、退院に向けたサービス調整もしやすくなるので」などと、病院側にもメリットのあることをアピールするのも一案です。

図21 退院に向けて確認しておきたい情報

病　状
病名、重症度、現在の治療プロセスの段階 など

予　後
今後の病状の見通し、治療の方向性、進行性の病気の場合は病状の変化と時期の予測、必要な医療ケア、緊急時の対応 など

日常生活の注意点
食事・移動・入浴など生活に関わることでの注意点、入院中に実施していた介助のポイント・注意点 など

入院中、これだけは確認しておきたい！

　入院中に医療職に確認しておきたい情報は、病名や重症度、治療の段階など「病状」に関することや、今後の病状の見通し、必要な医療ケアなどの「予後」、食事や入浴、移動など「日常生活で注意すべき点」などです（図21）。

　特に、進行性の病気の場合、病状の変化により、必要なサービスや支援制度などが変わることもあります。ある程度予測を立てて動けるように、病状がいつ、どうなっていくのか経過と時期を確認しておきましょう。また、入院中のケアにおいて、その人の病状や障害などに配慮した介助のポイントなどがあれば、レクチャーを受けておくと役立ちます。

情報収集の際に必要なもの

　情報を聞き漏らさないよう事前に知りたいことをメモし、本人の病気について基本的な知識を勉強していくことも必要です。ただ、わからない専門用語などがあったら、遠慮なくその場で確認しましょう。そのまま聞き流すと、相手はあなたが理解しているものと考え話を進めてしまいます。また、アポイントをとるときに知りたい情報を伝えておくと、資料を用意してもらえることもあります。

●介護の視点●

　入院中のケアやリハビリ方針などについて知りたいときは、看護サマリーやリハビリテーション実施計画書などをもらえないか、依頼してみましょう。また、病院スタッフからの病状などの説明が理解できるか自信がないときは、訪問看護師などに同行を頼む方法もあります。

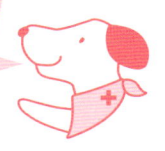

第 3 章

地域の医療資源

1 病院から地域へ
① 患者紹介のしくみと流れ

図1 退院後の紹介のパターン

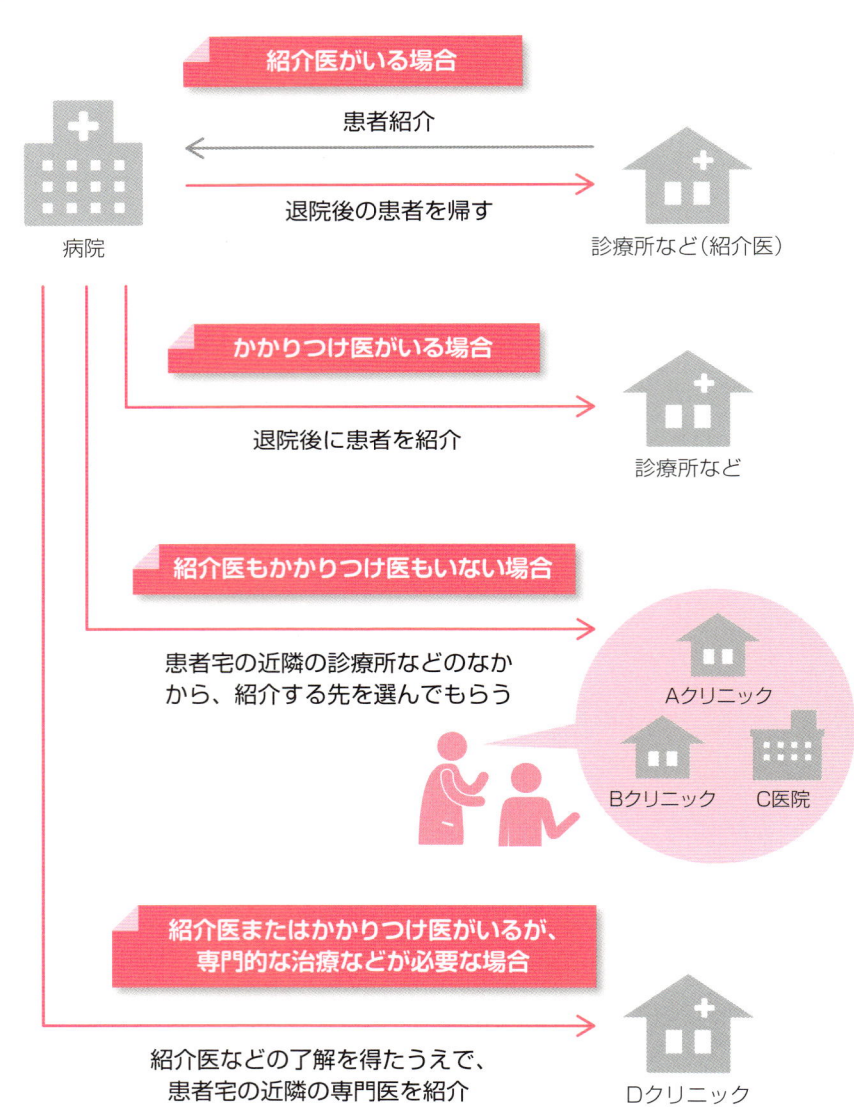

紹介医がいる場合

病院 ← 患者紹介 ― 診療所など（紹介医）
病院 → 退院後の患者を帰す → 診療所など（紹介医）

かかりつけ医がいる場合

退院後に患者を紹介 → 診療所など

紹介医もかかりつけ医もいない場合

患者宅の近隣の診療所などのなかから、紹介する先を選んでもらう

Aクリニック / Bクリニック / C医院

紹介医またはかかりつけ医がいるが、専門的な治療などが必要な場合

紹介医などの了解を得たうえで、患者宅の近隣の専門医を紹介 → Dクリニック

増える病院から診療所への紹介

　病院を退院後、通院（外来）または訪問診療で、治療を続ける患者も少なくはありません。治療を受ける医療機関は、大抵は入院していた病院、もしくはかかりつけ医や自宅近隣にある診療所などです。
　以前は、退院後も入院していた病院の外来に通い、継続的に治療を受けることが一般的でした。しかし最近では、病院は入院医療を中心として外来は専門医療にとどめ、日常的な診療や、状態が安定した慢性の病気は診療所などで診るという機能分化が進められています。そのため、病気の重症度や特性、患者の状態などにもよりますが、退院してすぐに、あるいはしばらく通院した後に、診療所などに紹介されることが増えてきました。

紹介先をどう選ぶ？

　他の診療所などへの紹介は、多くの場合、入院・通院していた病院がしてくれます。病院は、自院に患者を紹介してくれる地域の診療所などとの関係を大切にしているため、紹介されてきた患者は紹介元の医療機関に帰すことを原則にしています（図1）。
　直接病院を受診して入院に至ったなど、紹介元の医療機関がない場合は、かかりつけ医がいればそこに、いない場合は本人や家族の意向を聞いたうえで近隣の医療機関に紹介することになります。ただ、病気や治療内容などによっては専門性の違いなどで、紹介元の医療機関やかかりつけ医での対応が難しいこともあります。その場合は、別の医療機関を紹介されます。

紹介なしに地域に帰されるケースも

　しかしなかには、病院から医療機関の紹介を受けられない場合があります。特に、都市部の大きな急性期病院では入院患者数が膨大なうえ、離れたエリアから来院する人も少なくないため、紹介できる医療機関の情報をもっていないことも多いのです。

1 病院から地域へ
①患者紹介のしくみと流れ

　たとえば、進行がんの治療を都市部の大病院で受けていたものの効果がなく、治療を中止し自宅で余生を送ることにした人が、いざ地元で在宅緩和ケアを受けようとしたときに、医療機関のつてがまったくなく途方にくれてしまったというケースもあります。こうし

図2 在宅医療と介護連携推進事業のイメージ

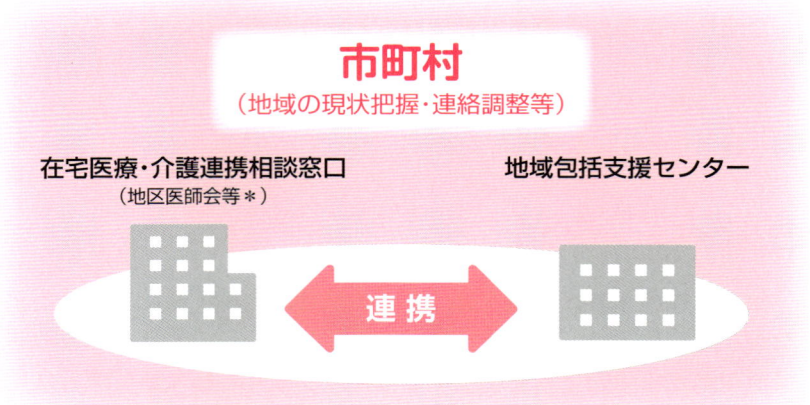

市町村
（地域の現状把握・連絡調整等）

在宅医療・介護連携相談窓口　　　　　　地域包括支援センター
　　　（地区医師会等＊）

← 連携 →

＊地域包括支援センターや市区町村役場に設置することも可能

＜在宅医療・介護連携推進事業の例＞
- 地域の医療・介護サービス資源の把握
- 在宅医療・介護連携関係者などの会議の開催による課題の抽出と対応の協議
- 在宅医療・介護関係者の研修
- 24時間365日の在宅医療・介護サービス提供体制の構築
- 在宅医療・介護連携の相談窓口（仮称：在宅医療・介護連携支援センター）の運営
- 地域連携パスなどの活用による在宅医療・介護サービスなどの情報の共有支援
- 在宅医療・介護サービスなどに関する地域住民への普及啓発
- 二次医療圏内・関係市区町村の連携

厚生労働省「在宅医療・介護連携推進事業について」より作成

た場合、患者・家族が自力で一から医療機関を探さなければならず、大きな負担となってしまいます。

在宅医療での医療・介護連携拠点も

　そこで今、在宅医療に関して、地域包括支援センターのような役割をもった連携拠点を、すべての市町村（複数市町村も可）に設置する事業が進められています。在宅医療・介護の連携を推進する事業で、介護保険法の地域支援事業の包括的支援事業に位置づけられました。

　その役割としては、図2のように、地域の医療・福祉資源の把握、在宅医療を手がける医師に連携する医師を紹介するといった在宅医療の24時間体制の構築支援、地域包括支援センターやケアマネジャーからの在宅医療などに係る問い合わせへの対応などが挙げられています。連携拠点を担う機関としては、診療所や病院、行政、地区医師会など、その地域に応じてさまざまな場所が想定されています。この事業は、2018年度には全国すべての市町村で開始される予定です。

●介護の視点●

　利用者の医療機関探しをサポートする場合、市町村や地域包括支援センター、地元の医師会、在宅医療であれば訪問看護ステーションなどに問い合わせてみましょう。厚生労働省も、地域の医療機関情報が検索できるデータベース（医療機能情報提供制度「医療情報ネット」）を、インターネットで公開しています。地域の中核病院の地域連携室も、医療資源をよく把握しているので、つながりがあれば教えてもらうのも一案です。

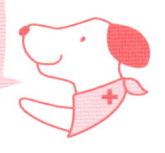

第3章　地域の医療資源

2 病院から地域へ
②医療連携と地域連携クリティカルパス

図3 脳卒中の医療連携のイメージ

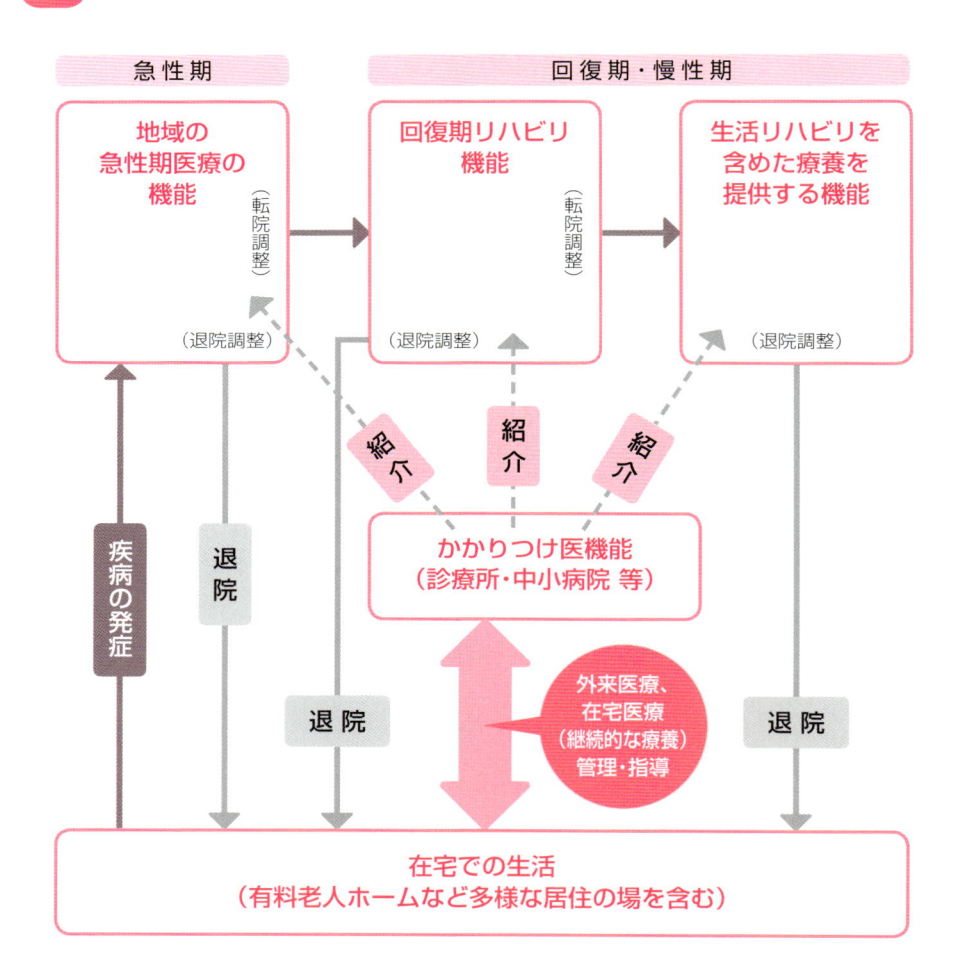

| 急性期 | 回復期・慢性期 |

- 地域の急性期医療の機能 →(転院調整)→ 回復期リハビリ機能 →(転院調整)→ 生活リハビリを含めた療養を提供する機能
- (退院調整)
- 疾病の発症
- 退院
- かかりつけ医機能（診療所・中小病院 等）に紹介
- 外来医療、在宅医療（継続的な療養）管理・指導
- 在宅での生活（有料老人ホームなど多様な居住の場を含む）

大病院の外来混雑は解消されるのか

　日本では、規模の大小や地域などを問わず、自分で医療機関を選んで受診できる「フリーアクセス」が保障されています。フリーアクセスは便利なシステムですが、その半面、病状に関係なく、大きな病院に患者が集中しやすいという欠点があります。

　外来が混雑すると、病院の勤務医の負担が大きくなったり、専門的な医療が必要な人にも十分な診療時間をかけられないといった問題が生じます。そのため患者にも、専門的な医療が必要なときは急性期病院へ、状態が安定したら診療所などへといった、医療機関の"使い分け"が求められています。

　しかし、万一のことを考えると、大きな病院と縁が切れてしまうことは不安という人がいるのも事実です。そうした不安を和らげるために、かかりつけ医などに紹介した後も、専門的な診療・検査については定期的に病院の専門医が行うといったしくみ（2人主治医制）を設けている病院などもあります。

●介護の視点●

　紹介に対する利用者の不安が強い場合、紹介先の診療所の情報や、病院と診療所の連携体制などについて知ることで気持ちが落ち着くこともあります。病院の地域連携部門などへの相談を勧めてみましょう。

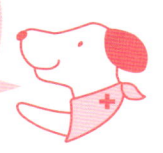

連携パスの役割

　地域連携クリティカルパス（連携パス）も、医療機関の役割分担を促進するためのツールの1つです。連携パスは、今後の治療のスケジュールや方針・目標などをまとめた表で、複数の医療機関で治療の考え方や流れなどを共有するためのものです。

　多くの連携パスは特定の病気を対象にして、作成されています。病気別にみると、大腿骨頸部骨折や脳卒中、がん（胃・大腸・乳・肺・

図4　脳卒中連携パスの例

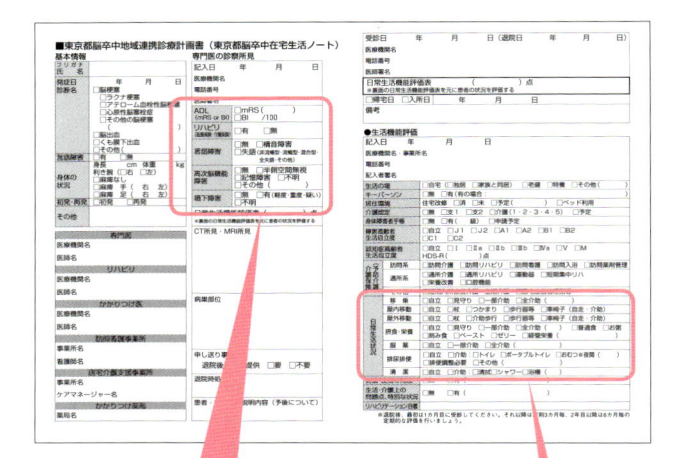

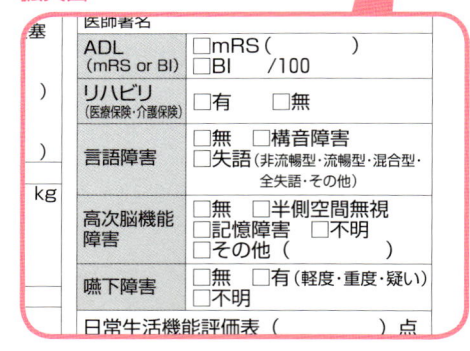

拡大図

基	医師者名	
	ADL (mRS or BI)	☐mRS (　　　　) ☐BI　/100
	リハビリ (医療保険・介護保険)	☐有　　☐無
	言語障害	☐無　☐構音障害 ☐失語(非流暢型・流暢型・混合型・全失語・その他)
	高次脳機能障害	☐無　☐半側空間無視 ☐記憶障害　☐不明 ☐その他(　　　　)
	嚥下障害	☐無　☐有(軽度・重度・疑い) ☐不明
	日常生活機能評価表 (　　)点	

拡大図

日常生活状況	移乗	☐自立　☐見守り　☐一部介助　☐全介助(　　　)
	屋内移動	☐自立　☐杖　☐つかまり　☐歩行器等　☐車椅子(自走・介助)
	屋外移動	☐自立　☐杖　☐介助歩行　☐歩行器等　☐車椅子(自走・介助)
	摂食・栄養	☐自立　☐見守り　☐一部介助　☐全介助(　　)　☐普通食　☐お粥 ☐刻み食　☐ペースト　☐ゼリー　☐経管栄養(　　　　)
	服薬	☐自立　☐一部介助　☐全介助(　　　)
	排尿排便	☐自立　☐介助：☐トイレ　☐ポータブルトイレ　☐おむつ※夜間(　　) ☐排便調整必要　☐その他(　　　　)
	清潔	☐自立　☐介助：☐清拭　☐シャワー　☐浴槽(　　)

東京都福祉保健局「東京都脳卒中地域連携診療計画書」より

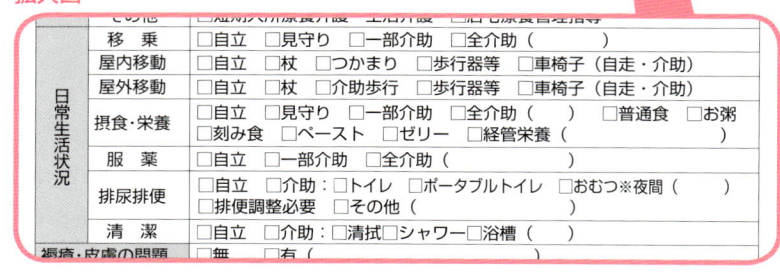

肝臓）、心筋梗塞、糖尿病、認知症などの連携パスが代表的です。急性期病院と回復期病院、療養型病院など入院治療をする病院間をつなぐものや、急性期病院と診療所などの間でやり取りするものもあり、スタイルもさまざまです。

患者用の連携パスも

なかには、患者用の連携パスを作成している病院もあります。医療職用の連携パスをわかりやすくしたもので、どの医療機関でどのような治療・検査を受けるのかといった役割分担や、受診スケジュールなどが記されています。それにより受診忘れが減る、元の病院での診察予定が明記されていることから、他の医療機関に紹介されても「病院から見放された」という不安を与えにくい、といったメリットがあります。

介護関係者にも広がる連携パス

連携パスは、一部の病気について診療報酬で評価されているほか、都道府県が作成する医療計画や、がん関連の制度にも位置づけられ、この10年弱で急速に整備が進みました。ただ、連携パスの使用状況は、医療機関、また診療科によって差が大きいのが実状です。

一方で連携パスは、介護施設や居宅介護支援事業所など介護関係者にも、一部対象を広げつつあります。介護関係者が関わる連携パスの例は、脳卒中や認知症などでみられます。その多くは、患者のADLや介護状況、本人・家族の意向などを書き込み、多職種で情報を共有する形式です（図４）。

連携パスによって、医師の治療方針なども含めて、これまでの治療経過や使用薬剤、ADLなどの情報を書面で共有できるのは、介護職にとっても大きなメリットです。また、利用者の症状の変化や、生活や服薬の状況などの情報を、連携パスを介して医師などにフィードバックしている例もあります。連携パスは、医療と介護の情報ギャップをうめてくれるツールとしても期待されます。

3 診療所もいろいろ ——機能と役割

図5 診療所と病院の数の推移

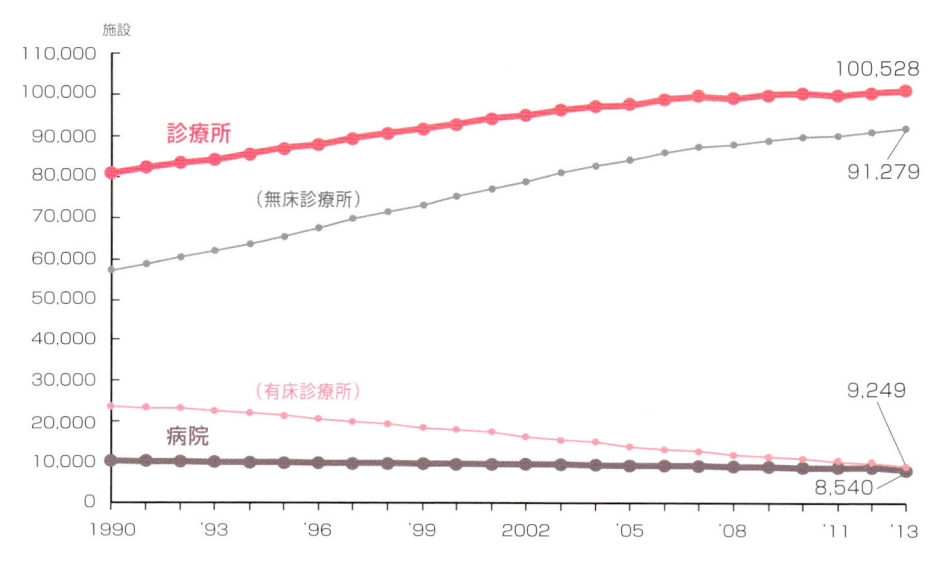

（各年10月1日現在）
厚生労働省「平成25年（2013）医療施設調査」を一部改変

> 　1993年に9844施設だった病院の数は、2013年には8540施設に減っています。それに対して、診療所はこの20年ほどの間に約1.6万施設増加。2012年には全国で10万施設を超えました。
> 　診療所のなかで、増えているのは無床診療所です。入院病床のある有床診療所は、在宅患者の急変時の受け入れなどの役割が期待されていますが、入院基本料が低く採算性が厳しいことから、減少の一途をたどっています。

減る病院、増える診療所

　かぜなどで具合が悪くなったときに最初に受診することの多い、身近な医療機関が診療所です。診療所は、入院病床が0床〜19床までの医療機関のこと（p.11参照）。入院病床のあるなしによって、無床診療所と、有床診療所に分けられます。
　病院が近年減少傾向にあるのに対し、診療所は右肩上がりで増えています（図5）。ただし、増加しているのは無床診療所だけです。有床診療所は、今では全診療所の1割程度になっています。高齢化が進むなかで、国は診療所に対して病気の予防管理から生活習慣病やかぜなどの日常診療、介護分野との連携拠点、在宅医療などまでさまざまな機能を期待しています。

診療所はバラエティに富んでいる

　ただ、診療所のタイプはさまざまです。在宅医療にほぼ特化し、外来診療はあまり行っていない診療所もあれば、リウマチ（膠原病）や糖尿病など特定の病気や分野を柱として、外来で専門的な治療を手がけている診療所もあります。また、産婦人科や皮膚科、眼科、整形外科など、診療科の特性としてある程度領域を限定した展開をしている診療所も少なくありません。
　それに対して、いわゆる"かかりつけ医"のイメージである、かぜや生活習慣病など、日常的に起こる病気や健康上の問題に幅広く対応する、プライマリケア（一次診療）を中心とした診療所も多くみられます。さらに、近年では健康診断や美容外科など、保険診療外の医療を主体としている診療所も増え、その運営スタイルは病院以上にバラエティに富んでいます（図6）。

介護関連施設の併設も

　運営スタイルも多様化しています。なかには病院のように多様な病気に対応できるように、異なる専門の診療所が同じ建物内に集

3 診療所もいろいろ——機能と役割

図6　診療所のさまざまなタイプ

専門分野中心

- 眼科、耳鼻いんこう科など、専門の診療科領域の病気を幅広く扱う

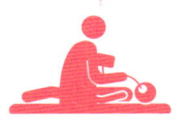

- 糖尿病内科、内視鏡内科などその診療科のなかでも、特定の病気・検査・治療などを主体に展開

プライマリケア中心

- 頻度の高い病気などを中心に幅広く診療

在宅医療中心

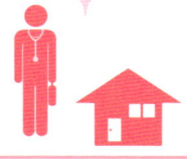

- 外来医療よりも在宅医療に比重をおいている。訪問看護ステーションや居宅介護支援事業所などを併設する例も

保険外診療中心

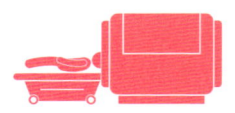

- 健康診断や人間ドック、美容外科など公的医療保険の対象外の医療を中心に提供

医療・介護複合展開

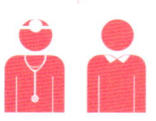

- 介護老人保健施設、グループホーム、有料老人ホームなど介護関連施設を併設。併設施設の入所者・入居者への訪問診療も手がける

まって開業するケースもあります。また、病院が外来部門を切り離し、診療所として独立させている例もみられます。

最近増えているのは、介護保険施設や居住施設などを併設し訪問診療も行うなど、医療・介護領域にまたがる複合的な展開を行う診療所です。高齢化が進み、地域包括ケアシステムが推進されるなかで、医療と介護の距離はますます近くなるでしょう。

● 介護の視点 ●

有料老人ホームなどの運営会社が同じ建物内に診療所を誘致する例も増えています。国は高齢者の居住場所として、自宅とともに、有料老人ホームやサービス付き高齢者向け住宅などを推進しているため、今後こうした領域での医療機関との連携、地域包括ケアシステムの構築が一層進められると予想されます。

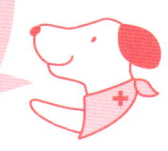

「主治医機能」って？

2014年の診療報酬改定では、"主治医機能"についての点数が新設されました。診療所や中小病院の医師が、高血圧症、糖尿病、脂質異常症、認知症のうち複数の病気をもつ人を総合的に診て、なおかつ療養上の指導、服薬管理、健康管理、主治医意見書の作成など介護保険関連の対応や在宅医療などを、一元的に手がけることを評価するものです（図7）。図6の「プライマリケア中心」と「在宅医療中心」を足したイメージといえるでしょう。

高齢化によって診療所に求められる機能

主治医機能が導入された大きなねらいには、大病院の外来に患者が集中している現状を改善することがあります。決まった主治医を

3　診療所もいろいろ
　　——機能と役割

図7 主治医機能の内容

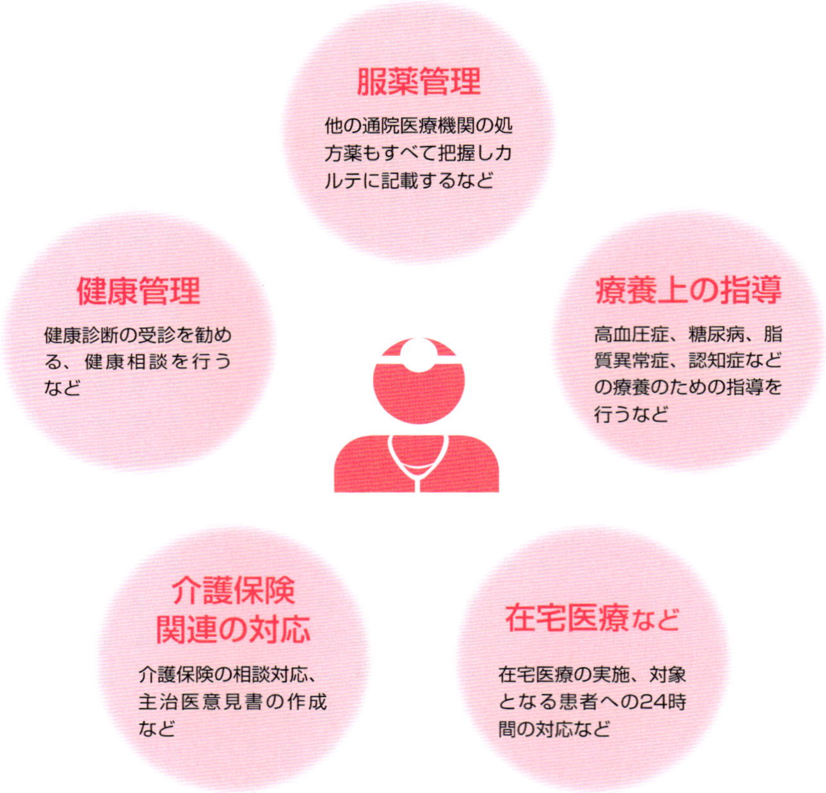

服薬管理
他の通院医療機関の処方薬もすべて把握しカルテに記載するなど

健康管理
健康診断の受診を勧める、健康相談を行うなど

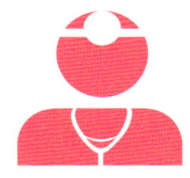

療養上の指導
高血圧症、糖尿病、脂質異常症、認知症などの療養のための指導を行うなど

介護保険関連の対応
介護保険の相談対応、主治医意見書の作成など

在宅医療など
在宅医療の実施、対象となる患者への24時間の対応など

もたせることで、必要なときには主治医を通じて大病院に紹介するという振り分け（ゲートキーパー）機能を強化する考えです。自分で医療機関を選択して受診するというフリーアクセスの制限につながるという批判もある半面、こうした体制は高齢者に必要な部分もあります。

　高齢者は複数の病気をもつことが少なくないうえ、医療だけでは対応できない問題を抱えることも考えられます。多忙な診療所などの医師が、現実的にこれらの役割を担えるかは別として、包括的なサポート機能に対するニーズは、高齢化が進むにつれ高くなるのは想像に難くありません。そうしたなかで、幅広い病気などに対応できる「総合診療医」の育成も重視されています。

総合診療医って？

　総合診療医は「日常的に頻度が高く幅広い領域の病気・障害などについて、適切な初期対応と、必要に応じた継続医療を全人的に提供する」医師としてイメージされています。

　総合診療医の育成が進められている背景には、複数の病気をもった高齢者が今後増えることや、医師不足の地域を中心に幅広く診られる能力が必要とされていることなどがあります。

　今後、内科や外科などの専門医と同じように、総合診療医の専門医資格もできます。2017年から「総合診療専門医」認定のための研修が始まります。研修期間は3年程度で、内科や小児科、救急科などを回るほか、ある程度大きな急性期病院、中小病院、診療所など、機能の異なる医療機関での診療を経験するプログラムが考えられています。

第3章　地域の医療資源

4 在宅医療を提供する医療機関

表1 在宅療養支援診療所・病院の要件

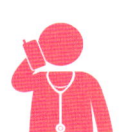

在宅療養支援診療所の要件
- 患者宅から24時間連絡を受けられるように医師か看護職を置く
- 24時間往診が可能な体制をとる(他の医療機関との連携も可)
- 24時間訪問看護の提供が可能な体制をとる(他の医療機関や訪問看護ステーションとの連携も可)
- 在宅患者の緊急入院の受け入れ体制の確保(他の医療機関との連携も可)
- ケアマネジャーなどと連携していること

在宅療養支援病院の要件
- 病床数200床未満の病院か、半径4km以内に診療所が存在しない
- 24時間連絡を受ける担当者を指定
- 24時間往診が可能な体制をとる
- 24時間訪問看護の提供が可能な体制をとる(訪問看護ステーションとの連携も可)
- 在宅患者の緊急入院の受け入れができる入院病床を常に確保する

図8 在宅療養支援診療所・病院の数の推移

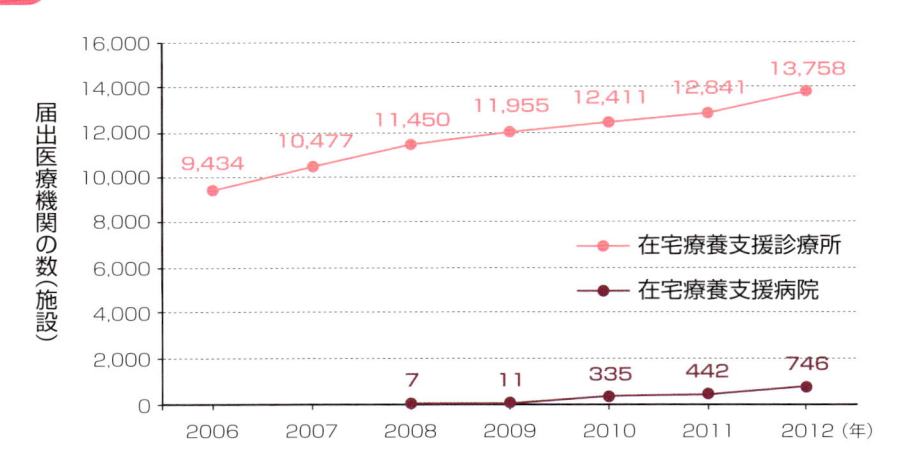

年	在宅療養支援診療所	在宅療養支援病院
2006	9,434	
2007	10,477	
2008	11,450	7
2009	11,955	11
2010	12,411	335
2011	12,841	442
2012	13,758	746

(縦軸:届出医療機関の数(施設))

厚生労働省保険局医療課調べ(2012年7月1日時点)

在宅医療ってそもそも何？

在宅医療は、寝たきりで通院が困難な人や、突発的な病気などで通院できない人などに対し、医師が患者宅などを訪れて提供する医療です。急な病状の変化や患者・家族の要望などに応じて訪問する「往診」と、定期的に行う「訪問診療」に分けられます。

入院、外来医療とは異なる診療スタイルの在宅医療が、制度（診療報酬）で認められたのは1980年代になってからで、当初は採算性が高いとはいえない医療でした。しかし、高齢化が進むにつれて報酬も引き上げられ、市場規模は拡大しています。特に、2006年に「在宅療養支援診療所（在支診）」のしくみが設けられてからは、在宅医療を手がける診療所が増えています。

在宅療養支援診療所は全国で約1.4万か所

在宅療養支援診療所とは、在宅医療の24時間対応の窓口として、往診や訪問看護などを提供する体制を備えた診療所のこと（表1）。特典として、在宅関連の診療報酬が高く設定されています。2008年には、その"病院版"である在宅療養支援病院（在支病）も制度化されました。

2012年現在、在宅療養支援診療所は全国で約1.4万か所、在宅療養支援病院は約750か所に上ります（図8）。最近では、在宅医療を担当する医師が3名以上で、過去1年間の在宅での看取りなどが一定件数以上といった条件を満たした在宅療養支援診療所・病院を、「機能強化型」として診療報酬でより手厚く評価しています。

●介護の視点●

在宅医療を行っている医療機関を探すとき、在宅療養支援診療所・病院であることは1つの目安になります。ただ、有料老人ホームなど居住施設への訪問診療が中心の医療機関も多いので、自宅への在宅医療が可能かは確認が必要です。

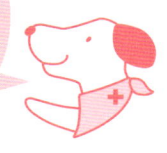

4 在宅医療を提供する医療機関

図9 在宅医療を提供する診療所、病院

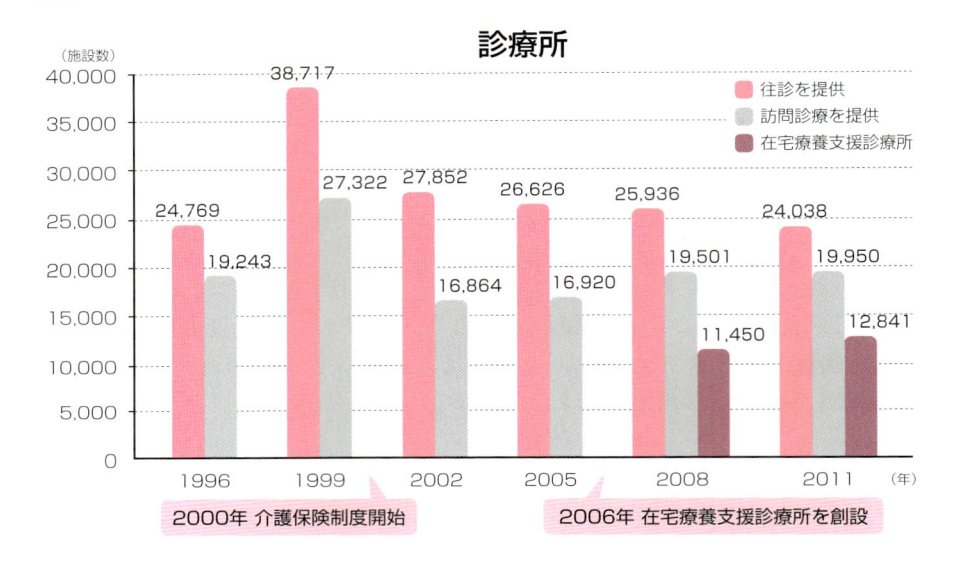

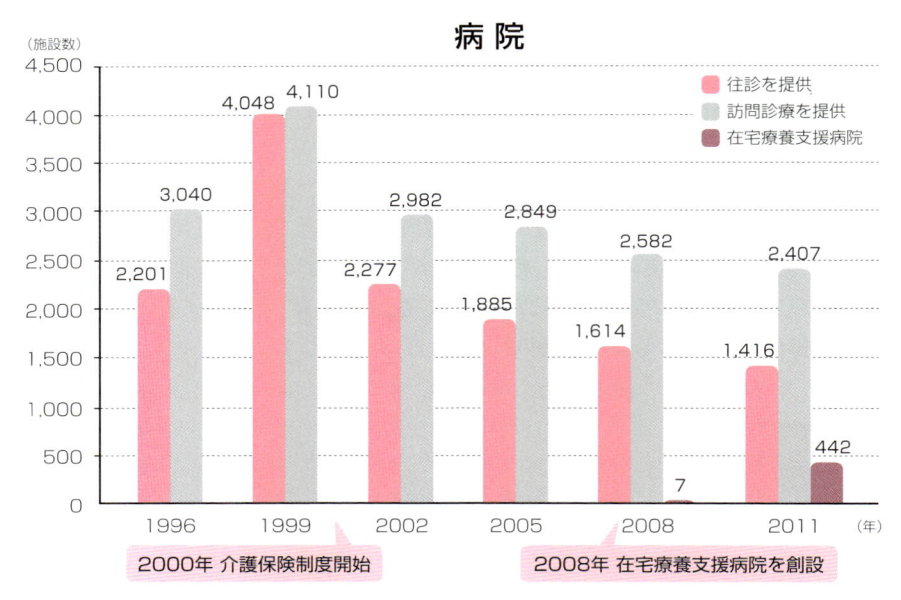

診療所

凡例：往診を提供／訪問診療を提供／在宅療養支援診療所

年	往診を提供	訪問診療を提供	在宅療養支援診療所
1996	24,769	19,243	—
1999	38,717	27,322	—
2002	27,852	16,864	—
2005	26,626	16,920	—
2008	25,936	19,501	11,450
2011	24,038	19,950	12,841

2000年 介護保険制度開始
2006年 在宅療養支援診療所を創設

病院

凡例：往診を提供／訪問診療を提供／在宅療養支援病院

年	往診を提供	訪問診療を提供	在宅療養支援病院
1996	2,201	3,040	—
1999	4,048	4,110	—
2002	2,277	2,982	—
2005	1,885	2,849	—
2008	1,614	2,582	7
2011	1,416	2,407	442

2000年 介護保険制度開始
2008年 在宅療養支援病院を創設

厚生労働省「医療施設調査」より

一般の診療所でも「在宅医療」を手がけている

　ただし、在宅医療を行っている医療機関は、在宅療養支援診療所・病院だけではありません。図9のように、それ以外の診療所・病院でも、実は往診や訪問診療を実施していることが多いのです。

　積極的に在宅医療を手がけていなくても、以前から通院している患者やその家族で必要になった場合は提供するというケースや、「24時間の連絡体制を取るなど要件を満たすのが大変なので、在宅療養支援診療所は届け出ていないが、在宅医療は行っている」という診療所もあります。進行性の病気などの場合、通院できる段階から、いざというときに在宅で診てくれるかかりつけ医を見つけておくと、利用者や家族も安心です。

在宅対応が難しい症例も

　ただ、在宅医療を実施している診療所などでも、病気や必要な医療内容などによっては受けてもらえないことがあります。その症例に関する経験が乏しい、特殊な医療機器での管理が必要といった場合などです。

　薬がハードルになることもあります。がんの終末期などには麻薬性の鎮痛薬を使用しますが、在宅患者が少ない診療所では、限られた患者のために薬を仕入れると、急な入院などにより在庫を抱えかねません。また、栄養剤の点滴が必要な例では、点滴を調製する設備（無菌調剤室）も求められます。保険薬局と連携して対応している診療所もありますが、そうした体制の整った薬局の数も十分ではないのが現状です。

　24時間対応の訪問看護ステーションなどもそうですが、在宅医療のすそ野を広げるためには、さまざまな地域資源が欠かせません。介護関連の事業所もその重要なファクターです。

5 かかりつけ医との連携のポイント

表2 かかりつけ医がケアマネジャーなどから提供してもらいたい情報の例

介護サービスに関する基本的な情報
- 担当ケアマネジャーの名前と連絡先
- ケアプラン（アセスメント結果を含め）
- サービス担当者会議の内容
- 利用者・家族のサービス利用への要望　など

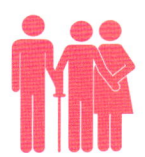

生活や介護の情報
- 主たる介護者、家族による介護状況
- 家族間の関係
- 経済的な状況とサービス利用などへの要望
- 利用者の住居環境　など

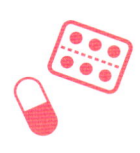

病状などの情報
- 利用者の病状や身体機能などの変化
- 薬の服用状況や、利用者の訴えなどで気になること
- 利用者の生活上（食事・睡眠・排泄など）の問題点
- 介護する家族の心身状況　など

　連携は双方向のやり取りです。医師が知りたい情報を、介護職やケアマネジャー側から提供することで、医師に助言や情報などを求めやすくなります。

医師が介護との連携を必要とする場面

　患者が介護サービスを利用している場合、かかりつけ医側もケアマネジャーや介護職との連携が必要になります。
　主治医意見書の記載には、ケアマネジャーなどからの情報が必要なこともあります。また、医療機器や医療処置、食事・生活管理などが必要な患者や、入退院を繰り返すなど病状が不安定な患者などについては、ケアマネジャーなどとも支援の方針をすり合わせたほうが医師側にもメリットのあるケースが見受けられます。

介護・福祉職に期待される情報

　かかりつけ医が、ケアマネジャーなどに期待する情報として、表2のような内容があげられます。
　介護サービスの基本的な内容のほか、通院している利用者の場合、医師は自宅での療養状況などを把握しにくいため、それらの情報が治療に役立つことがあります。また、接する機会が多いホームヘルパーや通所施設のスタッフなどには、病状の変化などに気づいたら知らせてほしいという医師もいます。

●介護の視点●

　医療との連携が必要な利用者の担当になったときには、かかりつけ医（主治医）に最初に挨拶をしておくと、その後連絡しやすくなります。利用者の同意を得たうえで、受診に同行させてもらい面談する方法もありますが、そのときは、事前に医師に了解を得ましょう。

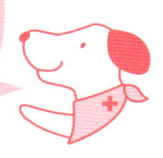

5 かかりつけ医との連携のポイント

図10　医師への質問のしかたの例

● **訪問リハビリの利用について**

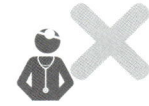

悪い例
「リハビリを取り入れたほうがいいでしょうか」

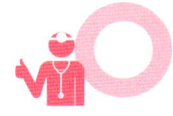

良い例
「最近、歩くとすぐに疲れてしまうので、外出するのが面倒になっているそうです。病気の影響もあると思いますが、リハビリをすることで歩行機能が改善する余地はありますか」

Point ①で利用者の状況を、②で具体的に聞きたいことを伝えている

● **訪問看護の利用について**

悪い例
「利用者さんは利用に消極的なのですが、訪問看護は必要ですか」

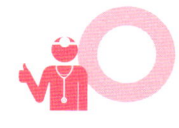

良い例
「糖尿病で血糖値が不安定だと聞いたのですが、食事指導などのために訪問看護は必要ですか。ただ、利用者さんは利用に消極的なので、現状のままでよければしばらく様子をみたいのですが」

Point ①で訪問看護導入の目的を、②で利用者の意向を、③でそれらをふまえた自分の考えを示している

● **服薬について**

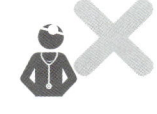

悪い例
「飲み続けなければいけない薬はどれですか」

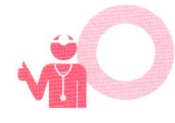

良い例
「症状がおさまったら中止する薬はありますか。中止するときは、先生に問い合わせをしたほうがいいですか」

Point ①の「飲み続けなければいけない薬」という表現は、介護職などがそれ以外の薬について自己判断で中止するのではないかという不安を医師に与えてしまう。②で医師の判断を求める必要があるかを確認している

アポイントメントをとるための工夫

　医師との面談などでは、約束（アポイントメント）をとることもハードルの1つです。医師が対応できる時間帯の公開や、ファックスなどでの連絡方法の設定などをしている地域もありますが、そうしたしくみがない場合は個別に連絡をする必要があります。
　医師は限られた時間のなかで、患者を次々と診なければならないため、電話をかけても後回しにされがちです。医師ではなく事務職員や看護師などに、利用者名と面談の目的などを簡潔に伝えたうえで、医師と話せる時間帯を聞く、あるいはファックスで用件を送ってもよいかなど連絡をとる方法を確認するのも一案です。

漠然とした質問には答えにくい!?

　「ケアマネジャーや介護職からの質問は、漠然としていて何を聞きたいのかわからない」という声は、医師からしばしば聞かれます。
　たとえば、「リハビリを取り入れたほうがいいでしょうか」といった質問では、なぜケアマネジャーなどがそう考えたのか理由がわからないため、医師の答えも一般論になりがちです。利用者の状況やリハビリに期待していることなどを付け加えることで、医師も的を絞った答えを返しやすくなります（図10）。

聞きたいことをメモにして明確化する

　かかりつけ医が提供できるのは治療内容や薬の内容、経過、今後の病状の予測、療養上の注意など、医学的な観点からの助言です。医療から外れた質問には答えにくい、という医師もいます。
　質問のポイントを絞るために、医師に会う前に質問したいことをメモに書き出しておくと安心です。そして、本当に医師に確認すべき内容か、意図が伝わりやすい質問になっているかなどを吟味しておくとよいでしょう。また、必要な資料などがある場合は、事前に連絡しておくと相手も用意しやすくなります。

6 訪問看護

図11 訪問看護のしくみ

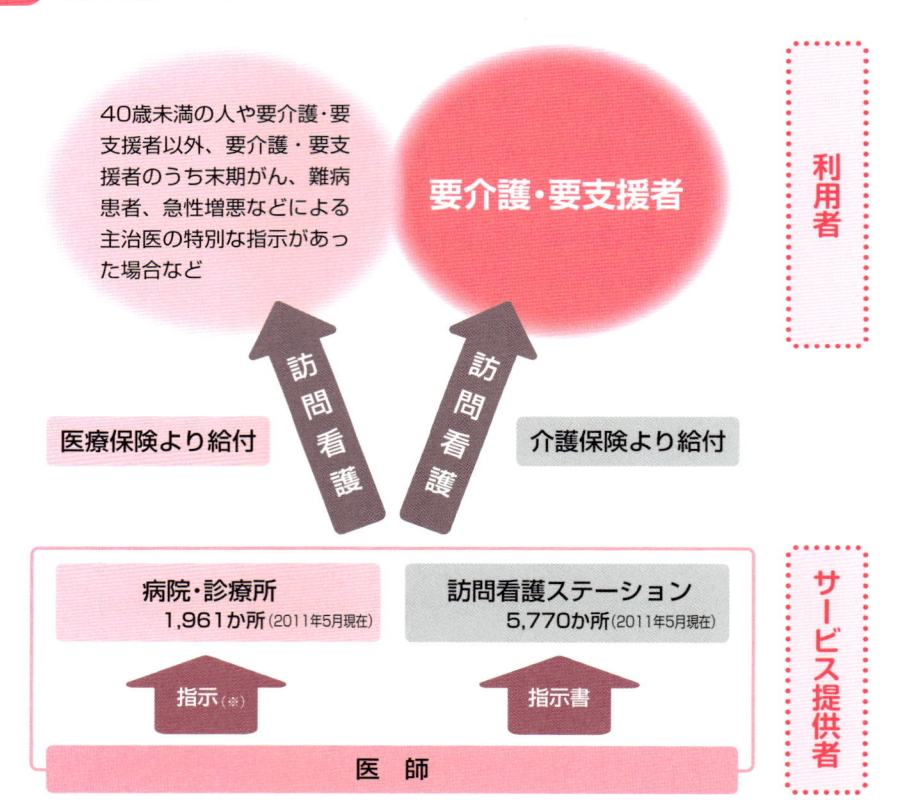

利用者
- 要介護・要支援者
- 40歳未満の人や要介護・要支援者以外、要介護・要支援者のうち末期がん、難病患者、急性増悪などによる主治医の特別な指示があった場合など

訪問看護（医療保険より給付）
訪問看護（介護保険より給付）

サービス提供者
- 病院・診療所　1,961か所（2011年5月現在）　←指示（※）
- 訪問看護ステーション　5,770か所（2011年5月現在）　←指示書

医師

（※）他の医療機関への指示の場合

中央社会保険医療協議会資料「訪問看護について」より一部改変

訪問看護で提供している内容は？

　訪問看護は、介護職が最も協働することの多い医療系サービスです。ここでは看護師が提供する訪問看護について取り上げます。
　訪問看護では、医療保険や介護保険のもと、健康状態の観察から、点滴などの医療処置、褥瘡などの処置や予防、医療機器や服薬の管理、病気や介護に関する相談・指導、ターミナルケアまで、在宅での療養・医療に関わる幅広い業務を手がけています。訪問看護ステーションのほか、病院・診療所が提供することもあります。

医療保険と介護保険のサービスの違い

　訪問看護は、要支援者・要介護者については介護保険による給付が優先されます。ただし、末期がんや難病など定められた疾病の人、また病状の急激な悪化（急性増悪）などで、主治医が頻回の訪問が必要と判断した場合、医療保険での給付となります（図11）。
　また、2014年度の診療報酬改定で、精神疾患をもつ人についても長期入院後や病状が不安定な場合に、6か月間まで医療保険で訪問看護を提供できるようになりました。一般的な事業所では介護保険での給付のほうが多く、全体の7〜8割程度を占めるといわれています。

要介護者でも医療保険での訪問看護が使える場合

　末期がんや難病でなくても要介護者等が、医療保険で訪問看護を利用できることもあります。主治医が必要だと判断し、特別な指示（特別訪問看護指示書）を出した場合です（図12）。
　特別な指示の対象になるのは、病状の急性増悪や終末期、退院直後などで、頻回の訪問が必要な場合です。医療保険の訪問看護は原則週3回までですが、この場合は回数制限がありません。
　ただし、指示が出せるのは1か月に1回までで、期間は14日以内です。例外として、気管カニューレを使用している人、深い褥瘡の

6 訪問看護

図12 医療保険と介護保険の訪問看護

介護保険

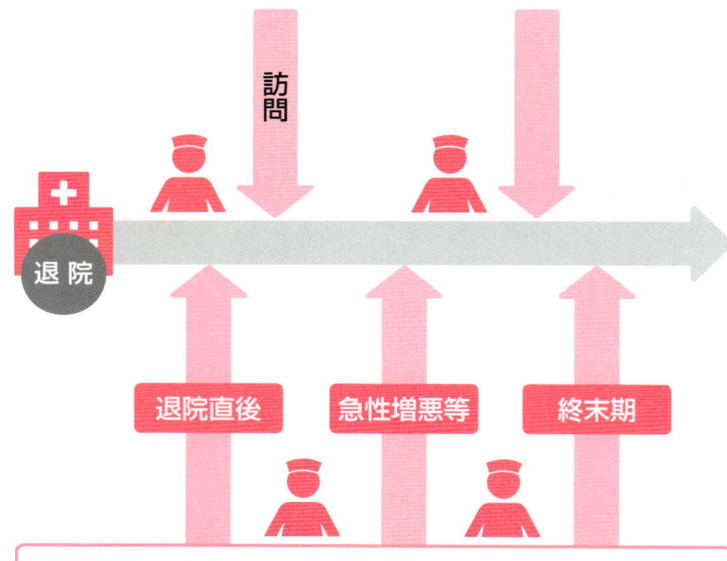

退院 → 訪問

医療保険

退院直後 ／ 急性増悪等 ／ 終末期

● **特別訪問看護指示書による訪問看護**
【対　　象】病状の急性増悪、終末期、退院直後などにより一時的に週4日以上の頻回の訪問看護・指導が必要と認められた患者。14日間を限度として月1回まで（気管カニューレを使用、真皮を越える褥瘡は月2回まで）
【期間など】訪問回数は制限なし（週4日以上）

● **厚生労働大臣が定める病気など**
【対　　象】末期の悪性腫瘍、多発性硬化症、重症筋無力症、スモン、筋萎縮性側索硬化症、脊髄小脳変性症、パーキンソン病関連疾患、頸髄損傷、人工呼吸器を使用している状態など
【期間など】訪問回数制限なし（週4日以上）

ある人については、最長で28日まで受けることが可能です。

特別な指示の対象になるケースって？

特別な指示による訪問看護が利用できる例としてあげられるのは、褥瘡がひどくなってきた、かぜで発熱が続いているなど、集中的な治療・ケアが必要な場合です。本来は入院すべき病状なのに本人が自宅治療を希望しているケースや、がん以外の終末期でも容態が不安定になったときなども対象になることもあります。

退院直後については、在宅でのたんの吸引や胃ろうの管理などを導入する際や、病識がなく自己管理ができずに入退院を繰り返す場合などに、短期集中的に指導を行うといった利用も可能です。

ただし最終的に、特別な指示を出す必要性があるかを判断するのは主治医です。必要性を感じたら、直接主治医に、あるいは訪問看護師を介して相談してみるとよいでしょう。

看護師との連携のコツ

利用者の病状などで困っていることがあれば、ひどくなる前に訪問看護が必要か、看護師に相談したほうがよいでしょう。褥瘡などでも、介護職でぎりぎりまで対応するよりも、早期に医療職に介入を依頼したほうが重症化の防止につながります。

● 介護の視点 ●

医療保険による訪問看護は、介護給付の限度額の対象外。終末期などで訪問看護の回数が限度額内では足りないときなどに特別な指示が使えないか、訪問看護師などに相談してみるのも一案です。ただ、介護保険よりも単価は高くなるので、本人・家族の同意が不可欠です。

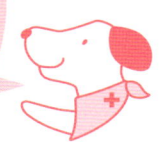

第3章 地域の医療資源

6 訪問看護

図13 訪問看護の利用の流れ

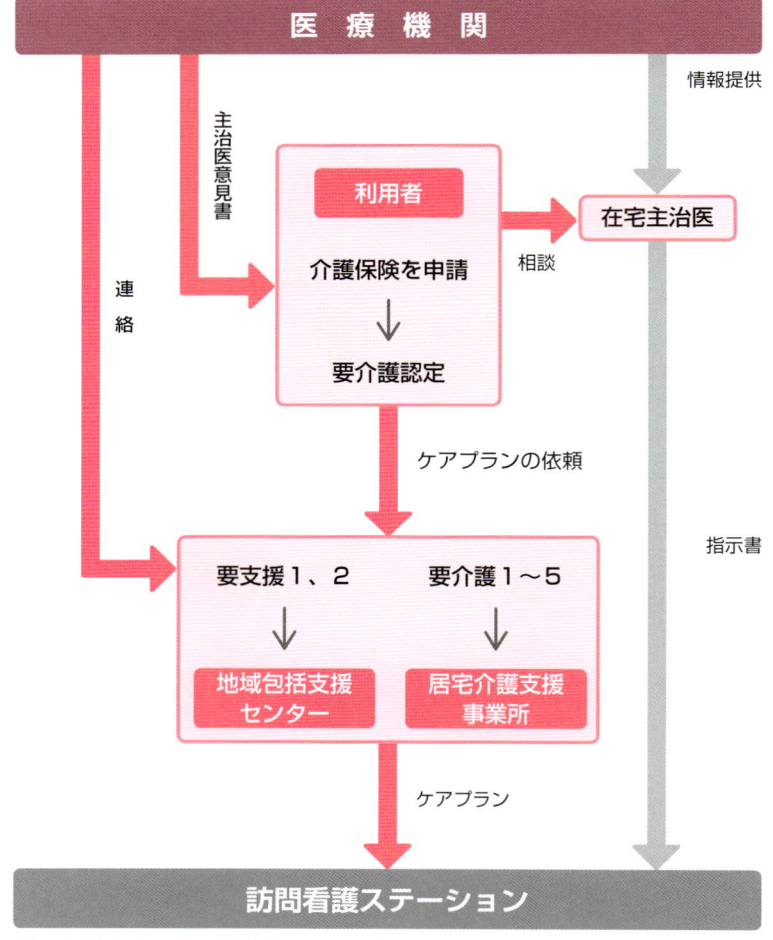

```
                    医 療 機 関                          →情報提供
         │          │                                      │
         │連絡       │主治医意見書                          │
         │          ↓                                      ↓
         │     ┌─────────────┐         相談      ┌──────────┐
         │     │   利用者     │ ────────────→  │ 在宅主治医 │
         │     │ 介護保険を申請│                 └──────────┘
         │     │      ↓       │                      │
         │     │  要介護認定   │                      │
         │     └─────────────┘                      │指示書
         │          │ ケアプランの依頼                │
         │          ↓                                │
         │  ┌──────────────────────────┐             │
         │  │ 要支援1、2    要介護1〜5  │             │
         │  │    ↓            ↓        │             │
         │  │ 地域包括支援  居宅介護支援 │             │
         │  │  センター      事業所     │             │
         └─→└──────────────────────────┘             │
                        │ ケアプラン                  │
                        ↓                            ↓
                    訪問看護ステーション
```

埼玉県訪問看護ステーション連絡協議会編「ケアマネジャー向け　訪問看護ステーション活用の手引――在宅療養を支えるためにもっと身近に訪問看護をご活用下さい」埼玉県発行より一部改変

医療知識を補うために、ときには看護師の視点を"借りて"みるのもよいでしょう。終末期の利用者の様子がいつもと違うと感じるとき、経験を積んだ看護師ならば、その異変から死期をある程度予測できます。進行性の病気では、今どのような段階にあり、今後どう病状が変化していくのかもおおよそ把握できています。

　看護師に積極的に相談することで、目の前の利用者の状況を介護職も共有しやすくなります。看護師も利用者の変化を早めに把握でき、次の状況に備えられます。

● 介護の視点 ●

　医療職とのやり取りの壁になりやすいのが医療用語です。利用者の病気にかかわる基本用語は勉強しておくことが必要ですが、それでもわからない言葉に出会ったときは、遠慮せずにその場で意味を確認しましょう。質問することでどの程度の医療知識をもっているのか、何が理解しにくいのかが伝わり、相手も説明しやすくなります。

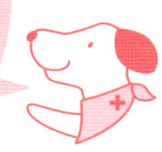

介護職と医療職の視点の違い

　医療職と介護職では、利用者をアセスメントする視点が異なります。たとえば、がんの終末期にやせていく患者をみて、看護師は病状進行のプロセスのなかでほとんどの人がたどる局面と理解し、受け止めます。しかし介護職のなかには、利用者の変わり果てた姿に衝撃を受ける人もいます。どちらが正しいということではなく、そうした視点の違いがあることを理解しておきましょう。

第3章　地域の医療資源

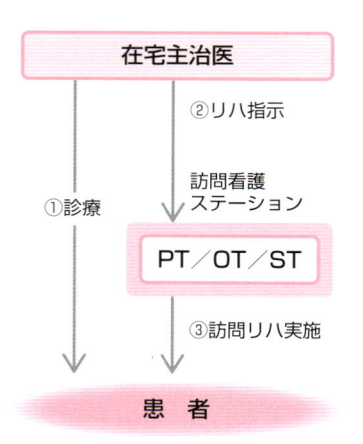

7 訪問リハビリテーション

図14 訪問リハビリの提供機関

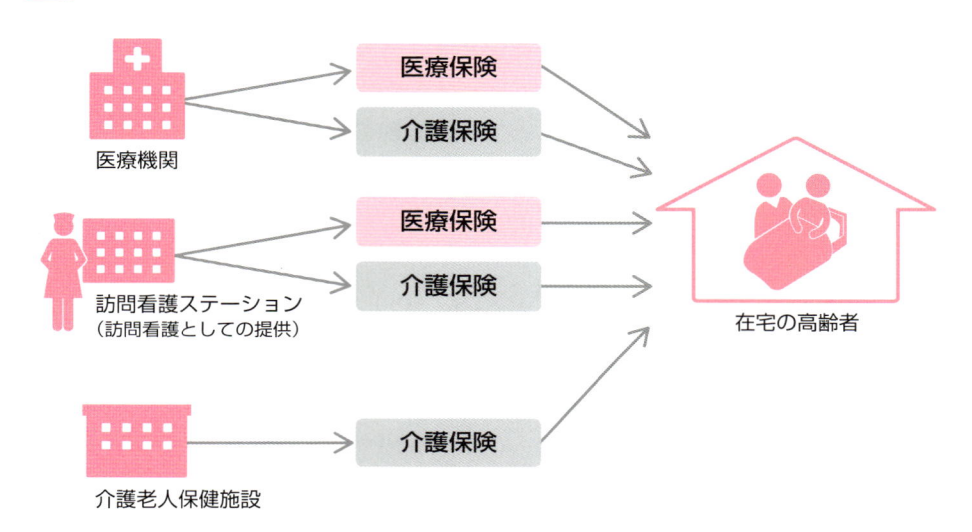

- 医療機関 → 医療保険／介護保険 → 在宅の高齢者
- 訪問看護ステーション（訪問看護としての提供）→ 医療保険／介護保険 → 在宅の高齢者
- 介護老人保健施設 → 介護保険 → 在宅の高齢者

図15 介護保険での訪問リハビリの依頼の流れ

医療機関・介護老人保健施設

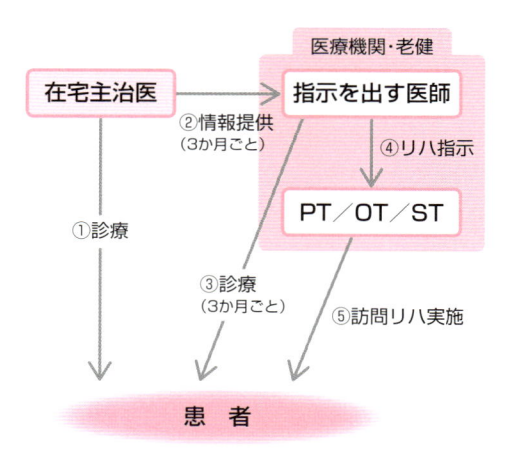

- 在宅主治医 →①診療→ 患者
- 在宅主治医 →②情報提供（3か月ごと）→ 指示を出す医師（医療機関・老健）
- 指示を出す医師 →③診療（3か月ごと）→ 患者
- 指示を出す医師 →④リハ指示→ PT／OT／ST
- PT／OT／ST →⑤訪問リハ実施→ 患者

訪問看護ステーション

- 在宅主治医 →①診療→ 患者
- 在宅主治医 →②リハ指示→ 訪問看護ステーション PT／OT／ST
- PT／OT／ST →③訪問リハ実施→ 患者

訪問リハビリテーションのしくみ

　自宅などに、理学療法士（PT）、作業療法士（OT）、言語聴覚士（ST）が訪れてリハビリを行う訪問リハビリテーションは、医療保険と介護保険のどちらにもあるサービスです。介護保険の要支援者・要介護者の場合、原則として介護保険での提供が優先されます。ただし、急激にADLが低下したときなどは、一時的に医療保険での集中的な訪問リハビリが認められています。

医療と介護の違い

　訪問リハビリを行うのは、医療機関と歯科医院（摂食・嚥下障害のみ）、介護老人保健施設、訪問看護ステーションです。このうち医療保険での実施は、介護老人保健施設を除いて認められています（図14）。また、訪問看護ステーションでは制度上、"訪問看護"という別枠のサービスとして行われていますが、各リハビリ職が実施する内容は同じなので、ここでは訪問リハビリとしてまとめて説明します。

　医療保険と介護保険では、訪問リハビリの内容に基本的には違いはありません。異なるのはどのような状態の人に提供するかです。医療保険は病気やけがなどで寝たきりか、寝たきりに近い人など、より重度のケースに適用されると考えるとよいでしょう。訪問看護ステーションについては、多発性硬化症、重症筋無力症など厚生労働大臣が定める疾病等に対する訪問リハビリにも医療保険が適用されます。

●介護の視点●

　訪問看護ステーションについては、医療施設などによる訪問リハビリとは制度上の区分が違うため、サービス依頼の流れや他サービスとの併用の可否などで異なる部分があります（図15）。

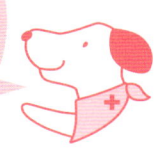

第3章　地域の医療資源

127

7 訪問リハビリテーション

訪問リハビリができること

　訪問リハビリは利用者の生活の場で実施することにより、それまでのリハビリで獲得した能力・機能を在宅環境に適応させます。また、通いが難しい人に対しADLの維持・向上を図り、生活の質を高

図16 PT・OT・STの役割はどう違う？

● **理学療法士（PT）**

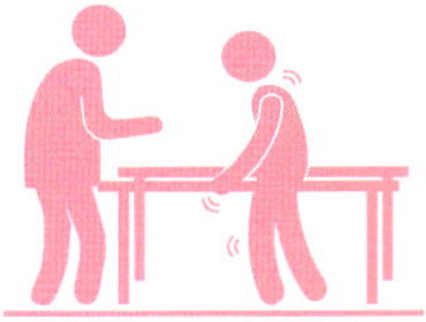

手足の曲げ伸ばしや、座る、立ち上がる、歩くといった基本的な動作の改善を目的にリハビリを行う。理学療法には、筋肉や関節を動かす（運動療法）、患部に温熱・電気などの刺激を与える（物理療法）、歩行など基本動作を訓練するなどの方法がある。

● **作業療法士（OT）**

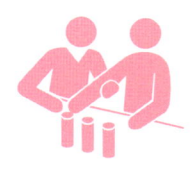

食事や入浴・着替えなど、日常生活のなかで必要な動作ができるよう訓練や援助を実施する。手先を動かすための手工芸やレクリエーション、食事や入浴など生活全般における応用動作の改善、自助具などの活用支援、精神面のサポートなどを担当する。

● **言語聴覚士（ST）**

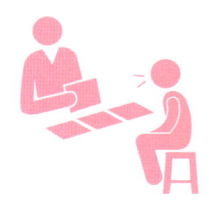

言葉が出てこない、話が理解できない、文字が読めないといった言語障害や、声が出にくいなど音声障害などコミュニケーションに関わる障害と、食事を食べ飲み込む摂食・嚥下機能の障害のリハビリを実施する。

め、次のリハビリステップにつなぐ役割も期待されています。具体的には次のような場面です。

入院から在宅生活への橋渡し

　病院との環境の違いをふまえ、入院中に行ってきたことを在宅生活にうまく適合させられるようにリハビリを行います。福祉用具の選び方、使い方の助言もします。適切な位置への手すりの取り付けなど在宅環境の整備や補助具の活用と、リハビリを組み合わせ、生活機能を改善することもできます。

　医療機関や介護老人保健施設では退院・退所前から関わり、在宅環境の整備について助言したり、退院前に自宅などを訪問し指導することもあります。そのため、医療機関などの訪問リハビリでは、退院前から継続した支援が行えます。

低下した機能の維持・向上

　下肢機能の低下で徒歩での通院が難しくなってきた、トイレまでの移動が不安定になった場合などに、訪問リハビリの導入でADLの向上や動作の改善を目指すこともできます。

　こうしたケースでは、"家の周りを散歩できるようになる"など具体的な目標を決め、その達成に向けてサービスを利用するといいでしょう。リハビリは機能が低下した状態が慢性化する前に、早めに始めたほうが効果は期待できます。

●介護の視点●

　リハビリを依頼するときは、今どのような動作・行動が難しくなっていて、何を達成したいのかを具体的に伝えることが必要です。リハビリの効果が望めないこともあるので、目的がはっきりしていないと際限がなくなってしまいます。

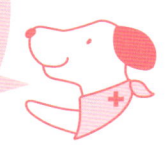

第3章　地域の医療資源

8 訪問歯科

図17 訪問歯科での診療内容(複数回答)

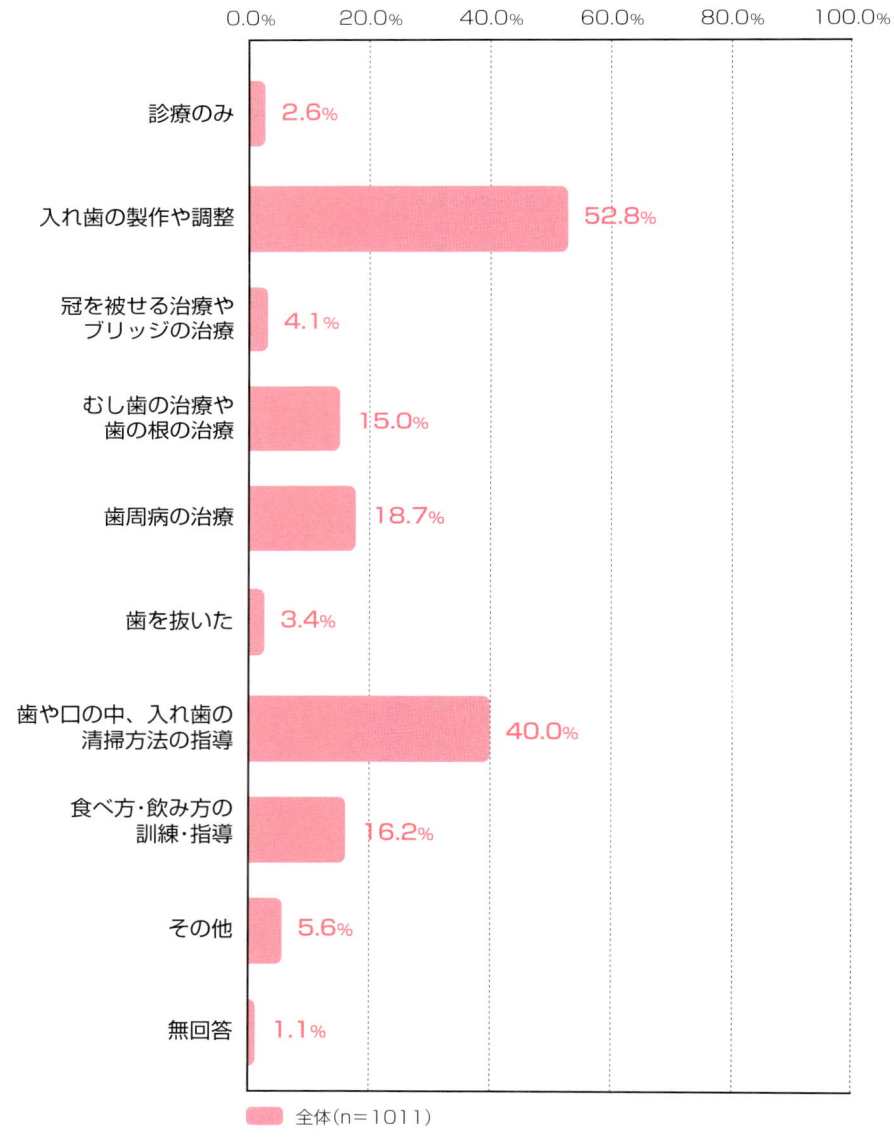

項目	割合
診療のみ	2.6%
入れ歯の製作や調整	52.8%
冠を被せる治療やブリッジの治療	4.1%
むし歯の治療や歯の根の治療	15.0%
歯周病の治療	18.7%
歯を抜いた	3.4%
歯や口の中、入れ歯の清掃方法の指導	40.0%
食べ方・飲み方の訓練・指導	16.2%
その他	5.6%
無回答	1.1%

全体(n=1011)

中央社会保険医療協議会「平成24年度診療報酬改定結果検証に係る特別調査(平成24年度調査)在宅における歯科医療と歯科診療で特別対応が必要な者の状況調査報告書(案)について」より

高齢者の高い治療ニーズと低い受療実績

　義歯の修理・作製、虫歯の治療、口腔ケアなど、要介護者では歯科診療のニーズが高いことが知られています。しかし、厚生労働省の調査によると、7割以上が歯科診療を必要としている半面、実際に治療を受けた人は3割未満に過ぎませんでした。
　その理由の1つは、通院困難な高齢者に対する訪問歯科資源の不足です。2008年度に、在宅療養支援診療所の"歯科版"ともいえる「在宅療養支援歯科診療所」も創設されましたが、2011年2月現在、全国で4028か所です。届け出をしていなくても訪問歯科を行うところはありますが、それでも在宅医療を担う在宅療養支援診療所の約1.4万か所に比べると少ないのが現状です。

居宅の要支援者・要介護者では介護保険を併用

　訪問歯科診療は医療保険では、自宅や有料老人ホーム、歯科のない病院、介護老人保健施設、介護老人福祉施設にいる通院困難な患者に対して提供されます。診療内容は、義歯の製作・調整や口腔内の清掃方法の指導などが多くなっています（図17）。
　一方、要介護認定を受けている、自宅や有料老人ホームなどにいる居宅の患者では、介護保険と医療保険が併用されます。歯科医や歯科衛生士による居宅の要支援者・要介護者への指導管理は、介護保険の（介護予防含む）居宅療養管理指導として、歯科治療などに関しては医療保険で給付されます。

●介護の視点●

　訪問歯科診療をしている歯科診療所の情報を知りたいときは、地域の歯科医師会や市町村保健センターなどで教えてもらえます！

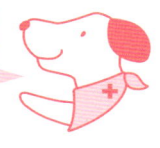

8 訪問歯科

図18 口腔ケアが高齢者に与える効果

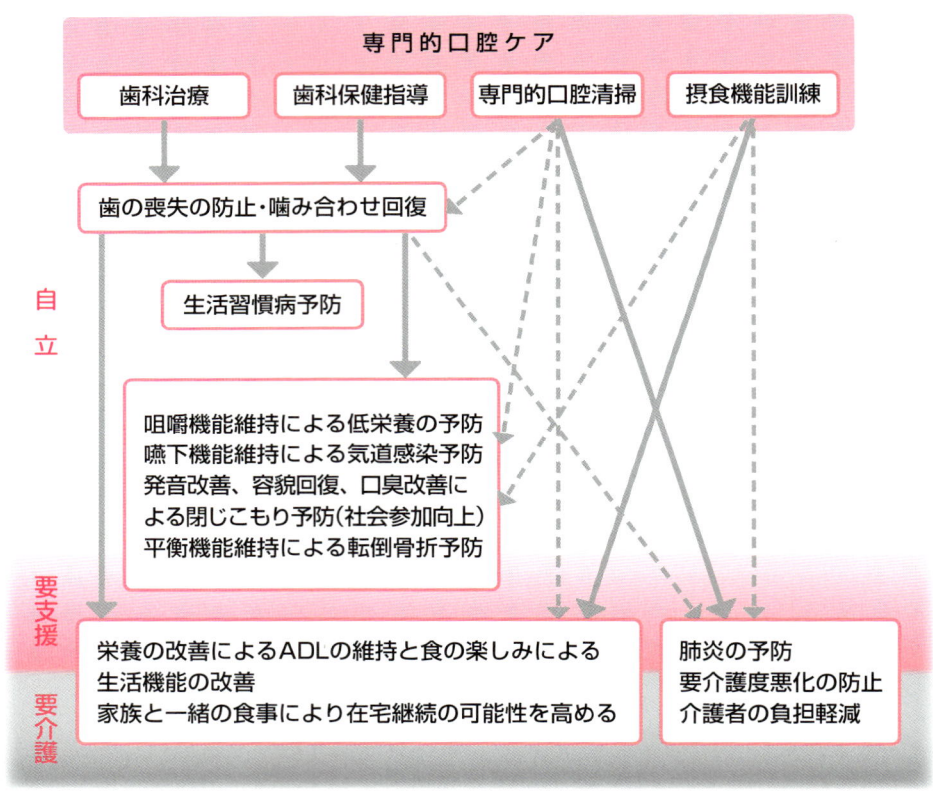

```
                     専門的口腔ケア
  ┌──────────┬──────────┬──────────┬──────────┐
  │ 歯科治療  │歯科保健指導│専門的口腔清掃│摂食機能訓練│
  └──────────┴──────────┴──────────┴──────────┘
```

自立

- 歯の喪失の防止・噛み合わせ回復
- 生活習慣病予防
- 咀嚼機能維持による低栄養の予防
- 嚥下機能維持による気道感染予防
- 発音改善、容貌回復、口臭改善による閉じこもり予防（社会参加向上）
- 平衡機能維持による転倒骨折予防

要支援／要介護

- 栄養の改善によるADLの維持と食の楽しみによる生活機能の改善
- 家族と一緒の食事により在宅継続の可能性を高める
- 肺炎の予防
- 要介護度悪化の防止
- 介護者の負担軽減

「高齢者リハビリテーション研究会中間報告（2004年1月）」より一部改変

「摂食・嚥下リハビリテーション」の内容は？

　高齢化とともにニーズが高まっているのが、口腔ケアや摂食・嚥下障害のリハビリです。歯ブラシや粘膜ブラシなどで口のなかを清掃し、清潔を保つ口腔ケアでは、高齢者の誤嚥性肺炎の発症率を低下させる効果が報告されています。また、摂食・嚥下リハビリでは、嚥下（飲み込み）機能を評価したうえで、訓練や栄養摂取方法の検討を行います。

適した食べ方や食事形態などを探す

　訓練には間接訓練と直接訓練があります。主な間接訓練には、腕や肩、首回りの関節を動かす訓練や、口や頬の動きをよくする筋肉のマッサージ、舌や唇の運動などがあります。これらは、食べて飲み込むために必要な器官の動きや協調性を改善する訓練です。

　直接訓練では、実際の食べ物を用いて"食べる練習"を行います。実践で、その人の状態に合った食事の姿勢や食べ物の形態、一口量、食べ方などを探り練習します。自宅で生活している利用者では、家族が食事をつくることになるので、なかには栄養士と連携し、栄養素や特性をふまえた食材選びや、刻み、ペーストといった食べ物の形態、調理法などを家族に指導しているケースもあります。

　歯科医によって摂食・嚥下リハビリの方法はさまざまですが、栄養不足や誤嚥性肺炎の予防、食べる楽しみを取り戻すことによる生活意欲の向上などの効果が期待されています（図18）。

介護の視点

　義歯や虫歯だけでなく、「食事時のむせこみが激しくなった」「最近、物が食べにくそうで、食べる物が偏ってきている」など、噛む、飲み込むといった動作の異変に気づいたときは、歯科医に一度相談してみるとよいですね。

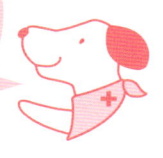

9 保険薬局

図19 訪問薬剤指導の開始までのパターン

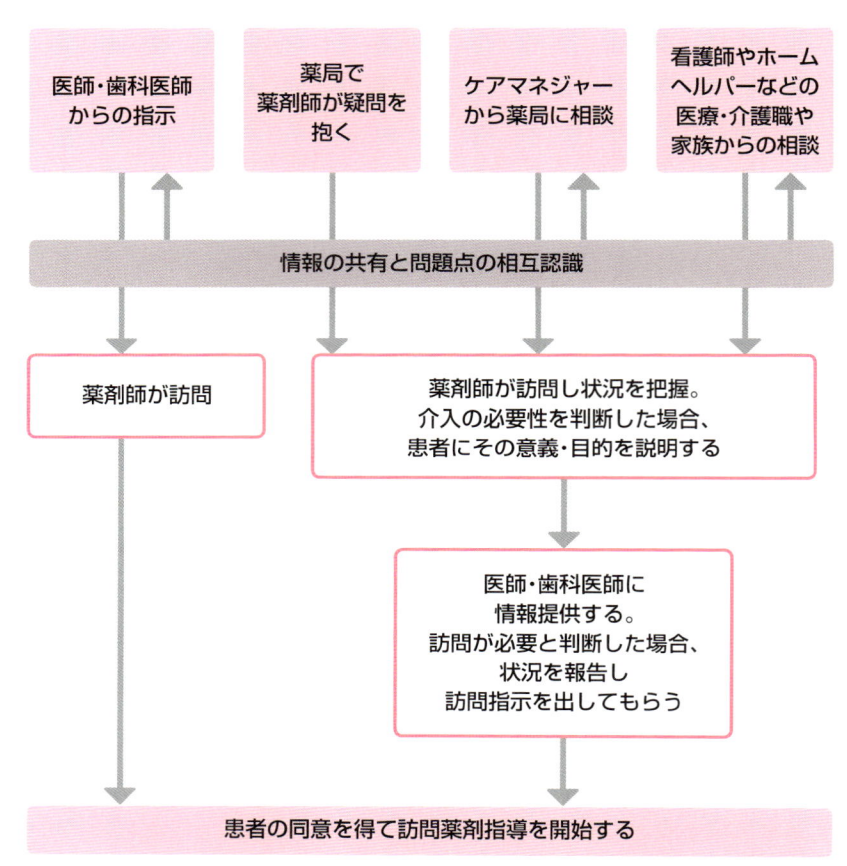

```
┌─────────────┐  ┌─────────────┐  ┌─────────────┐  ┌─────────────┐
│ 医師・歯科医師 │  │   薬局で    │  │ ケアマネジャー │  │ 看護師やホーム │
│  からの指示   │  │薬剤師が疑問を│  │ から薬局に相談 │  │ ヘルパーなどの │
│             │  │   抱く      │  │             │  │  医療・介護職や│
│             │  │             │  │             │  │  家族からの相談│
└──────┬──────┘  └──────┬──────┘  └──────┬──────┘  └──────┬──────┘
       │                │                │                │
═══════▼════════════════▼════════════════▼════════════════▼═══════
              情報の共有と問題点の相互認識
═══════┬════════════════┬════════════════┬════════════════┬═══════
       │                │                │                │
       ▼                ▼                ▼                ▼
┌─────────────┐  ┌──────────────────────────────────┐
│ 薬剤師が訪問 │  │  薬剤師が訪問し状況を把握。        │
│             │  │  介入の必要性を判断した場合、      │
│             │  │  患者にその意義・目的を説明する    │
└──────┬──────┘  └──────────────┬───────────────────┘
       │                        ▼
       │         ┌──────────────────────────────────┐
       │         │  医師・歯科医師に                 │
       │         │  情報提供する。                   │
       │         │  訪問が必要と判断した場合、        │
       │         │  状況を報告し                     │
       │         │  訪問指示を出してもらう            │
       │         └──────────────┬───────────────────┘
       ▼                        ▼
┌─────────────────────────────────────────────────┐
│       患者の同意を得て訪問薬剤指導を開始する        │
└─────────────────────────────────────────────────┘
```

社会保障審議会介護給付費分科会資料より一部改変

保険薬局にいる薬剤師の仕事とは？

　保険薬局は、医療保険のもと、医師からの処方せんを受けて薬剤師が調剤を行う薬局のことです。薬を扱う店にはドラッグストアもありますが、一般的には調剤はできません。「保険調剤」「処方せん受付」といった表示が、保険薬局の目安になります。

　薬剤師は処方せんをみて、薬の使い方や用量、他の薬との相互作用などの問題がないかをチェックします。問題があれば医師に問い合わせ（疑義照会）、必要に応じて処方変更をしてもらいます。患者に対しては、薬の使い方や効果・副作用などを説明するとともに、他に使用している薬がないか、使用後には問題がないかなどを聞き取り、安全かつ適切に治療を受けられるよう目を配っています。

広がる薬剤師の居宅訪問

　最近では、通院が難しい患者の自宅などを訪れ、薬の管理や服薬指導を行う訪問薬剤管理指導（訪問薬剤指導）を手がける保険薬局も出てきています。基本的な調剤費や薬剤費などは医療保険でまかなわれますが、==要支援者・要介護者への薬剤指導では介護保険（居宅療養管理指導費）が優先==されます。

　保険薬局に訪問薬剤指導を依頼するには、医療保険でも介護保険でも医師の指示が必要です（図19）。ただ、薬局から医師に訪問の必要性を伝えてくれることもあるので、薬に関わる問題があるときには直接相談してみるのも1つの方法です。

●介護の視点●

　訪問薬剤指導は、特別養護老人ホーム（末期がんの場合を除く）や介護老人保健施設では診療報酬・介護報酬での算定の対象外なので、一般的には行われていません。有料老人ホームや小規模多機能ホーム、グループホームなどは算定対象になります。

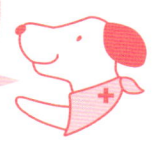

第3章　地域の医療資源

9 保険薬局

図20 訪問開始時に発見された在宅患者の薬剤管理の問題点

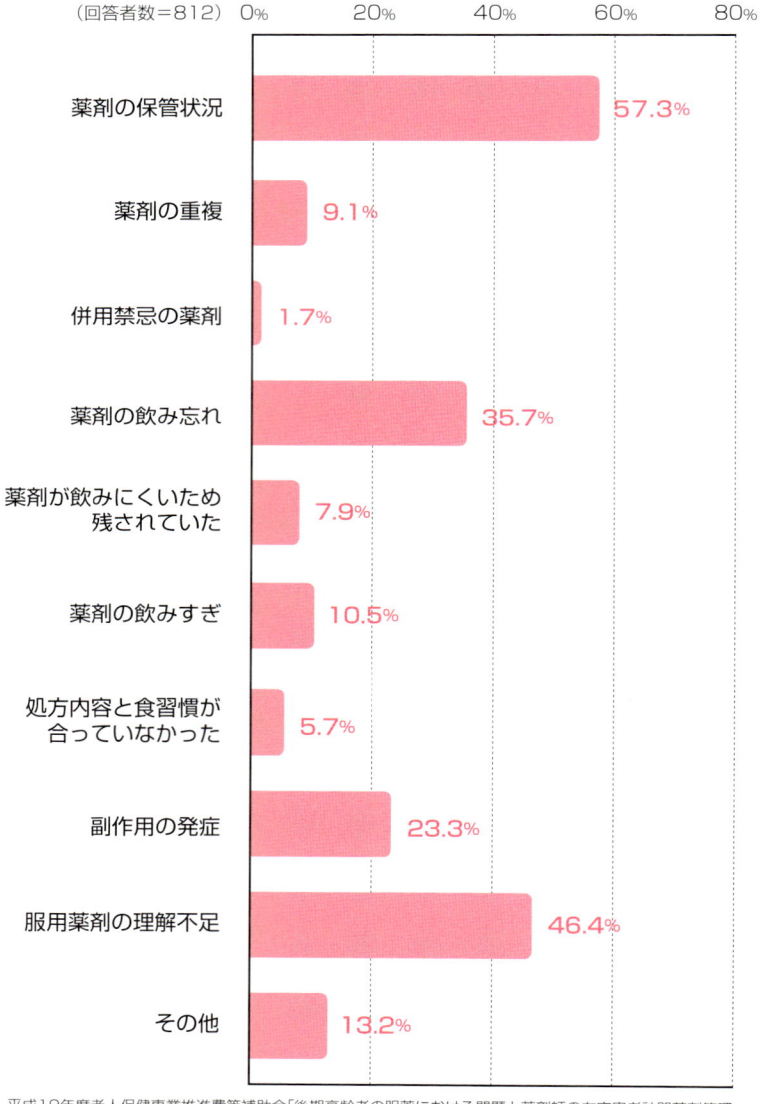

（回答者数＝812）

項目	割合
薬剤の保管状況	57.3%
薬剤の重複	9.1%
併用禁忌の薬剤	1.7%
薬剤の飲み忘れ	35.7%
薬剤が飲みにくいため残されていた	7.9%
薬剤の飲みすぎ	10.5%
処方内容と食習慣が合っていなかった	5.7%
副作用の発症	23.3%
服用薬剤の理解不足	46.4%
その他	13.2%

平成19年度老人保健事業推進費等補助金「後期高齢者の服薬における問題と薬剤師の在宅患者訪問薬剤管理指導ならびに居宅療養管理指導の効果に関する調査研究」より

高齢者と薬のリスク

　高齢者は複数の疾患を抱え、使用する薬の種類も多い傾向があります。また加齢から、薬の解毒（代謝）・排泄機能が低下するために体内に薬の成分が滞りがちで、副作用や薬同士の相互作用が生じやすくなります。それらをチェックするのも薬剤師の役割です。
　また、保険薬局では、通院や在宅の患者に対して、服薬管理方法の見直しや余った薬の整理（残薬整理）なども行っています。また、医師に直接言いにくい薬の問題についても相談に乗ってくれるため、医師との橋渡し役としても頼れる存在です。
　複数の医療機関にかかっている場合、作用が重なる薬が処方されていることなどもあります。一度薬剤師にチェックしてもらうと安心です。ただし、訪問薬剤指導をしていない薬局もあります。

薬の管理ができていない人への支援例

　薬の管理ができないと、飲み忘れや飲み間違いのリスクが高まります。管理方法は、以下のように工夫の余地があります。
・複数の医療機関で処方された薬を合わせて、薬を飲む時点ごとに1つの袋にまとめる（一包化）
・服薬カレンダーや薬の整理ボックスを導入する
　このほかに、薬剤師が薬のタイプの変更や服用回数の整理などを医師に提案し、飲み方をシンプルにするといった、専門知識を生かした支援も行われています。

第3章　地域の医療資源

● 介護の視点 ●

　先に医療保険で訪問診療を受けていた人が要介護認定を受けた場合、一般的に薬剤師による訪問も介護保険に切り替わります。介護保険申請の情報が薬局に伝わらず、医療保険で算定し続けないよう情報提供が必要です。

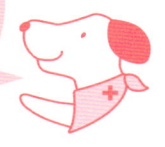

第4章

医療に関わる制度とお金のはなし

1 公的医療保険のしくみ

図1 日本の国民医療費の負担構造

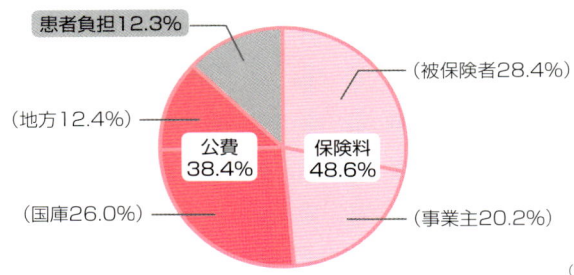

- 患者負担 12.3%
- 公費 38.4%
  - （地方12.4%）
  - （国庫26.0%）
- 保険料 48.6%
  - （被保険者28.4%）
  - （事業主20.2%）

（財源別、2011年度）
厚生労働省「我が国の医療保険について」より

図2 年齢と医療費の窓口負担割合

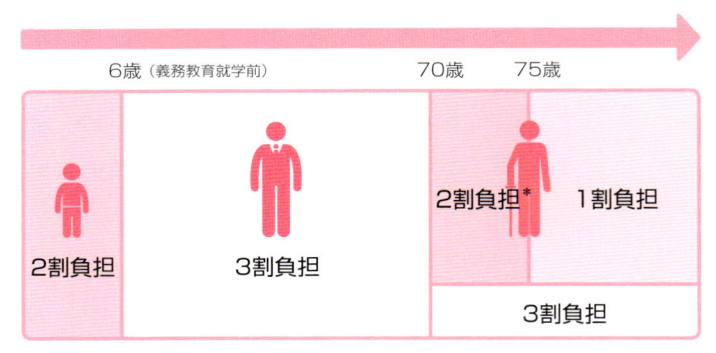

6歳（義務教育就学前） 70歳 75歳

- 2割負担
- 3割負担
- 2割負担* / 1割負担
- 3割負担

＊ 2014年4月1日以降に70歳の誕生日を迎えた人。それ以前に70歳になっていた人は1割

厚生労働省「我が国の医療保険について」より

表1 70歳以上の高齢者の窓口負担

年齢	70～74歳		75歳以上	
公的医療保険の種類	加入する保険はさまざま		後期高齢者医療制度	
自己負担割合	一般の人	一定以上の所得がある人（現役並み所得者）	一般の人	一定以上の所得がある人（現役並み所得者）
	2割[*1]	3割[*2]	1割	3割[*2]

＊1 2014年4月1日以降に70歳の誕生日を迎えた人。それ以前に70歳になっていた人は1割
＊2 現役並みの所得者と通知されても、2人以上世帯で年収が520万円（単身者で383万円）未満など、一定の収入要件に当てはまれば、保険者に届け出ることにより一般の人として扱われ、1割負担となる。

赤ちゃんから高齢者まで医療保険に加入

　医療や介護は、公的な保険制度でまかなわれています。病気または介護が必要な状態になっても、費用すべてを個人で負うのではなく、国民全員で分かち合う制度です（図1）。

　公的医療保険には国民全員が、保険料を支払っている被保険者またはその被扶養者として、生まれたときから加入しなければなりません。それにより子どもから高齢者まで、保険証1枚で全国どの医療機関にも受診できるシステムになっています。

　診察代や検査代、薬代など医療に関わる費用のほとんどには保険が適用され、それらの価格は公的に決められています。患者は、70歳未満の成人ならば3割など、医療費の一部を窓口で支払えばよく、医療にアクセスしやすい環境にあります。

70歳以上の自己負担は人によって異なる

　医療機関で支払う自己負担は、小学校に上がる前の子どもは2割＊、その後は70歳未満まで3割負担などと、年齢などによって変わります（図2）。また、70歳以上では、経済力に応じて異なる負担割合が設定されています（表1）。

　介護保険の利用者負担も、従来は一律に1割でしたが、2015年8月からは所得の高い人では2割にするしくみが取り入れられます。

　＊自治体によっては、子どもの医療費の自己負担分を全額助成しているところもあります。

●介護の視点●

　介護保険の場合、保険料を払うのは40歳以上の人で、介護サービスを利用できる人も65歳以上と40〜64歳の特定疾病の人に限定されています。医療保険と介護保険は同じ「公的保険」ですが、対象となる年齢層や成り立ちなどが違うため、しくみでも異なる部分がありますね。

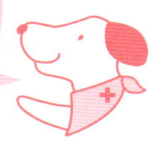

第4章　医療に関わる制度とお金のはなし

1 公的医療保険のしくみ

図3 さまざまな医療保険と加入者数

2012年3月現在

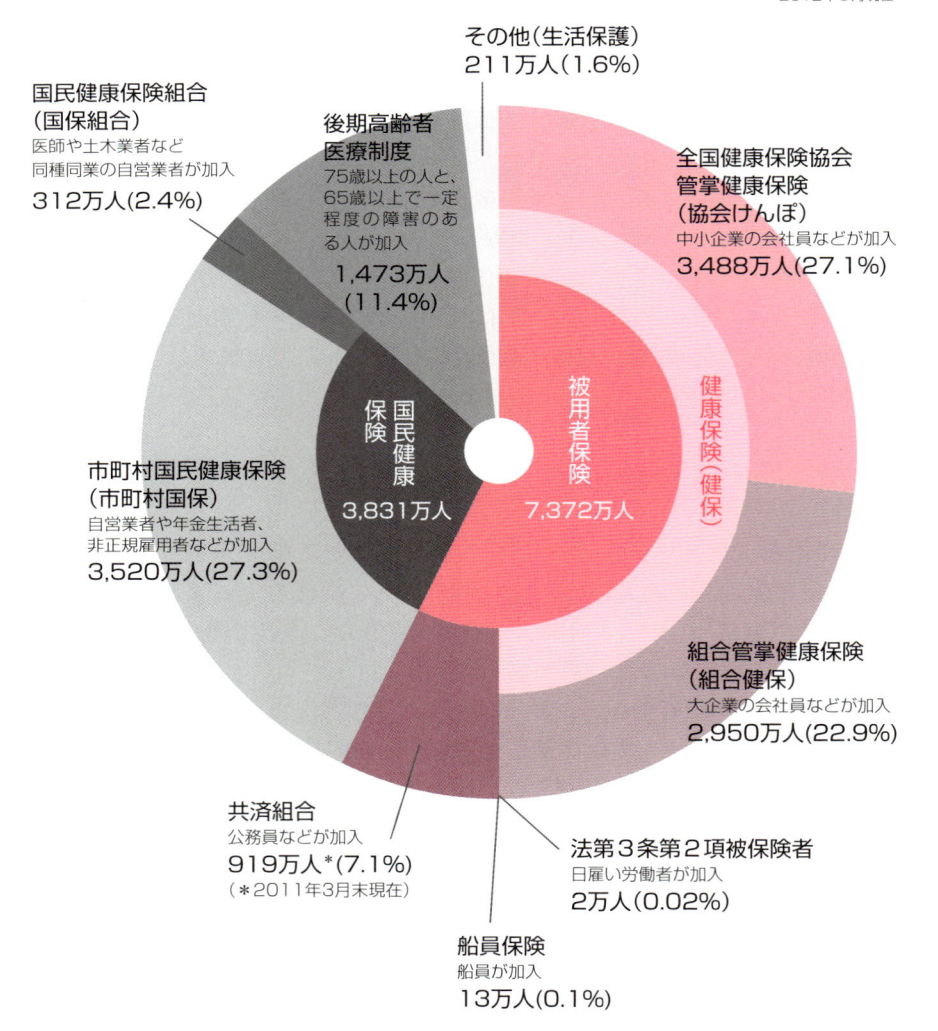

その他（生活保護）
211万人(1.6%)

国民健康保険組合（国保組合）
医師や土木業者など同種同業の自営業者が加入
312万人(2.4%)

後期高齢者医療制度
75歳以上の人と、65歳以上で一定程度の障害のある人が加入
1,473万人(11.4%)

全国健康保険協会管掌健康保険（協会けんぽ）
中小企業の会社員などが加入
3,488万人(27.1%)

市町村国民健康保険（市町村国保）
自営業者や年金生活者、非正規雇用者などが加入
3,520万人(27.3%)

組合管掌健康保険（組合健保）
大企業の会社員などが加入
2,950万人(22.9%)

国民健康保険 3,831万人

被用者保険 7,372万人

健康保険（健保）

共済組合
公務員などが加入
919万人*(7.1%)
（＊2011年3月末現在）

法第3条第2項被保険者
日雇い労働者が加入
2万人(0.02%)

船員保険
船員が加入
13万人(0.1%)

厚生労働省「我が国の医療保険について」より

医療保険にはいろいろな種類がある

　公的医療保険では、保険の運営団体（保険者）が一本化されていないことも介護保険との大きな違いです。大きく分けて、会社員や公務員など雇用されている人が加入する被用者保険と、自営業者や74歳までの高齢者などが入る国民健康保険、そして75歳以上の人のための後期高齢者医療制度があります（図3）。

　このうち加入者数が多いのは、大企業の会社員が多い組合健保や、中小企業の会社員が入る協会けんぽ、そして市町村国保です。

　保険の種類により、提供されるサービス（給付）内容などに一部違いもあります。健保や共済組合などでは、病気などで仕事を長期休まなければならないときに、給与の一部を保障する傷病手当金がありますが、市町村国保では設けられていません。

「被扶養者」はどんな人？

　また、被用者保険では、被保険者の収入で生活している家族などを、保険料の支払いを免除される「被扶養者」にできます。それに対して、国保には被扶養者という概念はなく、その世帯の家族全員が被保険者に位置づけられ、その人数や個々の所得などに応じて世帯単位で保険料が課されます。

　こうした制度の違いがあるため、被用者保険から国保、後期高齢者医療制度に移る場合には、被扶養者の保険の手続きもなされているか注意する必要があります。利用者の加入する医療保険がわからないときには、市町村の医療保険関連の窓口に相談してみましょう。

●介護の視点●

　健康保険の被保険者だった夫が後期高齢者医療制度に移る場合、被扶養者である妻も同時に保険から抜けることになるため、新たに国保などに加入しなければなりません。被扶養者だった妻が後期高齢者医療制度に変わるときには、夫が加入する健康保険での手続きが必要です。

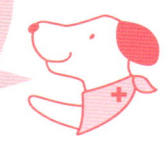

2 保険でカバーされる医療とされない医療

図4 保険外併用療養費と患者の自己負担

厚生労働大臣が定める医療 （評価療養、選定療養）	保険が適用される 診療・検査・投薬・入院料など	
保険の範囲外	保険の範囲内	
患者の全額自己負担	患者の一部自己負担	保険外併用療養費 （公的医療保険で負担）

図5 保険診療との併用が認められている療養

評価療養（7種類）

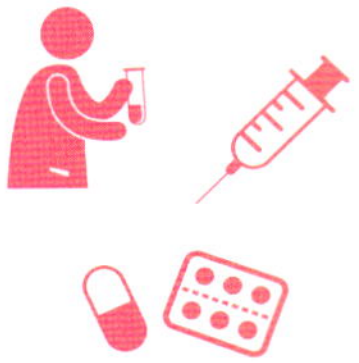

- 先進医療 *1（高度医療 *2 を含む）
- 医薬品認可申請のための試験（治験）に係る診療
- 医療機器の治験に係る診療
- 薬事法承認後で保険適用前（収載前）の医薬品の使用
- 薬事法承認後で保険収載前の医療機器の使用
- 承認された使用法以外（適応外）の医薬品の使用
- 適応外の医療機器の使用

*1　先進医療…国内で承認されている薬や医療機器を伴う技術
*2　高度医療…国内未承認の薬や医療機器の使用を伴う技術

→ 主に新しい医療技術に関するもの

選定療養（10種類）

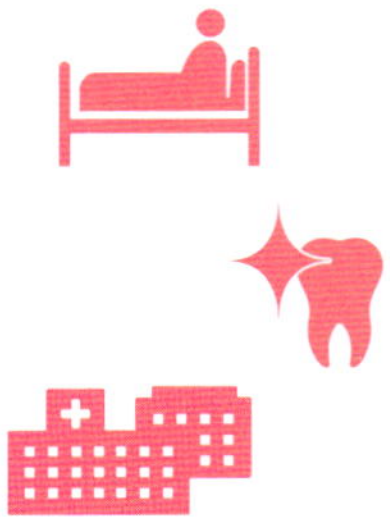

- 特別の療養環境（差額ベッド）
- 歯科の金合金等
- 金属床総義歯
- 予約診療
- 時間外診療
- 大病院の初診
- 小児う触（虫歯）の指導管理
- 大病院の再診
- 180日以上の入院
- 制限回数を超える医療行為

→ 主に本人の希望による療養サービス

厚生労働省「保険診療と保険外診療の併用について」より作成

「混合診療」ってどんなもの？

　公的医療保険は、「国が認可した治療や検査」などに対して適用されます。一般的な医療は保険適用されているため、多くの場合、患者は医療費の一部を自己負担すれば済みます。
　ただし、開発されたばかりの治療など、なかには保険が適用されない治療・検査、療養費などがあります。公的医療保険では、保険適用外の医療（保険外診療）を受けた場合は、一緒に行った本来は保険の範囲内の治療（保険診療）などについても保険が適用されなくなるため、それらの費用は全額自己負担になります。
　このような保険診療と保険外診療の併用を「混合診療」といい、原則禁止されています。必要以上に保険外診療を勧められ患者負担が不当に大きくなることや、安全性や有効性が確認されていない医療が広がることに歯止めをかけるためです。

保険診療と併用できる例外的な医療

　しかし、すべてを禁止してしまうと、患者の負担が大きくなるなどマイナス面もあります。そこで例外的に、一部の保険適用外の医療については、その費用は全額自己負担とするものの、併用する保険の範囲内の医療には保険を適用する「保険外併用療養費」という制度が設けられています（図4）。
　厚生労働大臣が定める保険外診療には、新しい医療技術などに対する「評価療養」と、患者が希望する療養に対する「選定療養」があります（図5）。評価療養では、新しい医療技術や薬、医療機器による診療や、すでにある薬・医療機器の別の病気などへの転用について、今後公的医療保険への導入を前提としてその効果を評価することを目的にしています。具体的な例としては、がんの重粒子線治療、神経難病の遺伝子診断などがあります。

2 保険でカバーされる医療とされない医療

入院時の室料や金歯は選定療養

　一方、「選定療養」は、公的医療保険への導入を前提とするものではありません。より環境のよい入院病室（差額ベッド代）や歯科の金合金、紹介状なしでの大病院の受診など、患者の希望により提供される医療・療養が定められています。

　なお政府は、患者の申し出をもとに、国内で未承認の薬などを短期間で審査し自費で使用可能にするとともに、保険診療と併用できるようにする制度を新たに創設する方針です。今後、保険外併用療養の範囲は広がることが予想されます。

図6　急性期病院の入院医療費の例

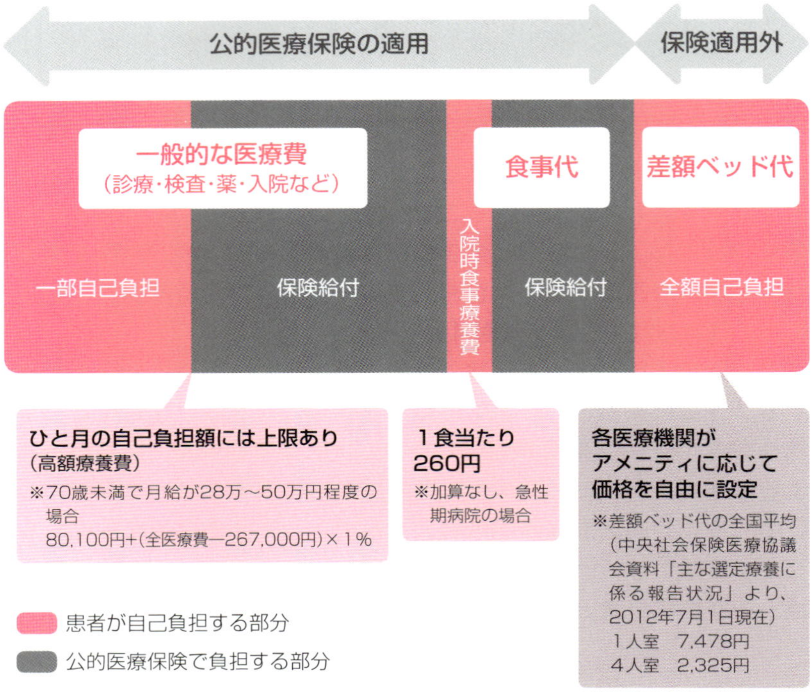

公的医療保険の適用　　　　　　　　　保険適用外

一般的な医療費（診療・検査・薬・入院など）	食事代	差額ベッド代
一部自己負担／保険給付	入院時食事療養費／保険給付	全額自己負担

ひと月の自己負担額には上限あり（高額療養費）
※70歳未満で月給が28万〜50万円程度の場合
80,100円＋（全医療費－267,000円）×1％

1食当たり260円
※加算なし、急性期病院の場合

各医療機関がアメニティに応じて価格を自由に設定
※差額ベッド代の全国平均（中央社会保険医療協議会資料「主な選定療養に係る報告状況」より、2012年7月1日現在）
1人室　7,478円
4人室　2,325円

■ 患者が自己負担する部分
■ 公的医療保険で負担する部分

入院時にかかる保険外併用療養費の例

　ここで、実際に入院でかかる費用の内訳を例にあげてみます（図6）。急性期病院に入院して治療を受けた場合は、一般的な診療や検査、薬の費用などは保険適用になります。公的医療保険には、ひと月に支払う自己負担額を軽減するしくみ（p.153の「高額療養費」参照）があるため、全医療費が100万円でも、自己負担は9万円程度におさまります（70歳未満で月給が28万～50万円程度の場合）。

　このほかに、入院時の食事療養費と差額ベッド代などがかかることがあります。差額ベッド代は選定療養に当たり、公的医療保険が適用されません。価格は各病院が1日単位で設定していて、それぞれ金額が異なりますが、4人部屋で平均2500円程度です。

保険外診療と民間保険

　評価療養や選定療養の医療費は、公的医療保険が適用されず全額自己負担となるため、高額になりがちです。ただし、民間の医療保険などでは、入院や手術などの保障を付けている商品もあります。

　保険などにうとい利用者に対しては、民間保険などに加入しているか、加入している場合は給付金や保険金の対象になるのではないかなど、一言アドバイスしてもよいでしょう。

●介護の視点●

　評価療養や選定療養は全額自己負担で費用が高額になることもあるため、医療機関からあらかじめ使うかどうかを確認されます。認知症のある利用者では、判断のために家族や後見人の支援が不可欠です。

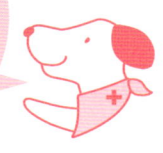

3 変わる医療費のしくみ——出来高払いと包括払い

表2 出来高払いと包括払いの長所と短所

支払い方式	長所	短所
出来高払い	●患者の状態に応じた医療サービスの提供が容易（過少診療の予防） ●新しい医療を保険診療に取り入れることが容易	●過剰診療を誘発するおそれ ●請求、審査支払い事務の複雑化
包括払い	●過剰診療の防止 ●請求、審査支払い事務の簡素化	●過少診療のおそれ ●診療内容の不透明化

中央社会保険医療協議会資料「DPC制度（DPC/PDPS）の概要と基本的な考え方」より一部改変

表3 DPCで包括される費用の範囲

		包括払いの対象	出来高払いの対象
入院料等	入院基本料	すべて	―
	入院基本料等加算	病棟全体で算定される加算	患者ごとに算定される加算
	特定入院料	※入院基本料との差額を加算	
管理等		手術前医学管理料 手術後医学管理料	左記以外
在宅医療		―	すべて
検査		右記以外	心臓カテーテル検査、内視鏡検査、診断穿刺・検体採取料（血液採取を除く）
画像診断		右記以外	画像診断管理加算 動脈造影カテーテル法（主要血管）
投薬		すべて（※一部例外あり）	
注射		右記以外	無菌製剤処理料
リハビリテーション・精神科専門療法		薬剤料	左記以外
処置		右記以外（1000点未満処置）	1000点以上処置 慢性腎不全で定期的に実施する人工腎臓および腹膜灌流に係る費用
手術・麻酔・放射線治療		―	すべて
病理診断		右記以外	術中迅速病理組織標本作製 病理診断・判断料

厚生労働省保険局医療課「平成26年度診療報酬改定の概要（DPC制度関連部分）」より一部改変

医療の"量"が金額を左右する「出来高払い」

　外来・在宅医療の医療費は、診察や検査、投薬など、提供した医療サービスの費用が加算されたものです。いわば、購入した商品の値段をすべて足す方法で、「出来高払い（出来高評価）」といいます。
　出来高評価は、受けた医療（商品）と支払う医療費（商品の金額）が対応しているため、患者にもわかりやすいしくみです。しかし、検査や薬を増やすほど医療機関の収入が上がるため、過剰診療を誘発しやすいという欠点もあります（表2）。

入院・検査代などを含めた定額制の「包括払い」

　そこで、国が入院医療において取り入れたのが、入院料や検査代、薬代などの費用を含めた定額制のしくみ（包括払い、包括評価）です。病名や治療内容別に、入院料や検査代、薬代などを含めた1日当たりの医療費を設定した「DPC（診断群分類別包括評価）」が、2003年から導入されています。
　DPCでは、検査や薬を増やしても医療費は変わらないため、無駄な診療を抑える効果が期待されています。
　DPC制度は急性期の入院医療が対象で、希望する病院のみが導入しています。2014年4月現在、約7500ある一般病院のうち、1585病院がDPCを取り入れています。

●介護の視点●

　急性期病院の絞り込みが行われるなかで、DPCの導入が要件の1つとされているため、急性期医療を志向する病院はDPC対象病院になることを目指しています。

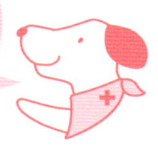

包括払いの長所と短所

　入院医療では、急性期のDPC制度のほか、慢性期でも重症度別に区分された療養病棟の入院料や、回復期リハビリ病棟の入院料など、検査や処置、投薬などを含めた包括評価が広がっています。出来高払いから包括払いに変わることで、どのような影響があるのでしょうか。

　包括払いの最大の長所は、やはり過剰診療の防止です（表2）。また、DPCでは、病院は実施した診療内容などのデータを国に提出しなければなりませんが、それらは公開されています。ある病気の患者数や選択した治療法、入院期間などについて他の病院と比較することもできるため、国民にも医療内容が見えやすくなります。

　しかし、包括払いには、コストを抑えるため必要な検査、薬剤などを削るといった過少診療や、重症患者の受け入れ拒否などが起こりやすいというリスクもあります。そのため、DPCデータをもとに、他の病院と診療プロセスや実績などを比べてチェックする機能も求められています。

DPCがジェネリックを後押し!?

　DPCの例でいえば、病院はその導入により、入院医療での効率化やコスト削減などに積極的に取り組むようになっています。実際、入院期間の短縮や、金額の高い先発医薬品から後発医薬品（ジェネリック医薬品）への切り替えなどが進んでいます。

　一方、入院では包括評価されてしまう検査や投薬を、外来で実施する「外来シフト」もみられています。どこまで医療費の抑制効果があげられるのかは、今後の動向を見守る必要があるでしょう。

もっと知りたい人に――DPCのしくみって？

　DPCによる包括評価においても、手術や一部の検査、処置、高額な新薬などは例外的に出来高払いとなります（図7）。がんで手術し、高額な抗がん剤の治療を受けた場合、入院費や基本的な検査・薬・処置などの費用は包括払い（1日の定額医療費×日数）で、手術や抗がん剤の費用は出来高払いとなります。

　また、1日の定額医療費は、入院期間が長くなると段階的に引き下げられるので、入院期間短縮への動機づけになっています。なお、包括払い部分には、各病院の診療機能の高さや人員体制の手厚さなどに応じて設定される"医療機関別係数"も反映されます。そのため、病院によって医療費が多少変わります。

図7　DPCの包括評価での診療報酬の内訳

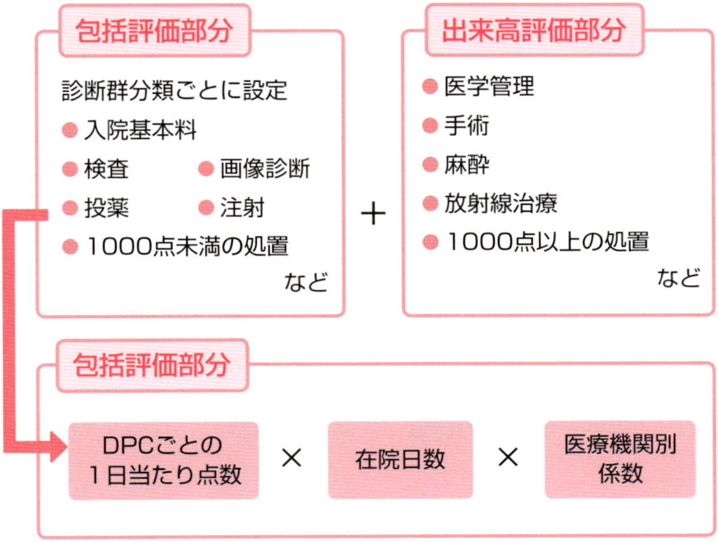

包括評価部分
診断群分類ごとに設定
- 入院基本料
- 検査
- 画像診断
- 投薬
- 注射
- 1000点未満の処置
など

＋

出来高評価部分
- 医学管理
- 手術
- 麻酔
- 放射線治療
- 1000点以上の処置
など

包括評価部分

| DPCごとの1日当たり点数 | × | 在院日数 | × | 医療機関別係数 |

中央社会保険医療協議会資料「DPC制度（DPC/PDPS）の概要と基本的な考え方」より一部改変

第4章　医療に関わる制度とお金のはなし

4 医療費負担を軽減するしくみ

図8　高額療養費の例

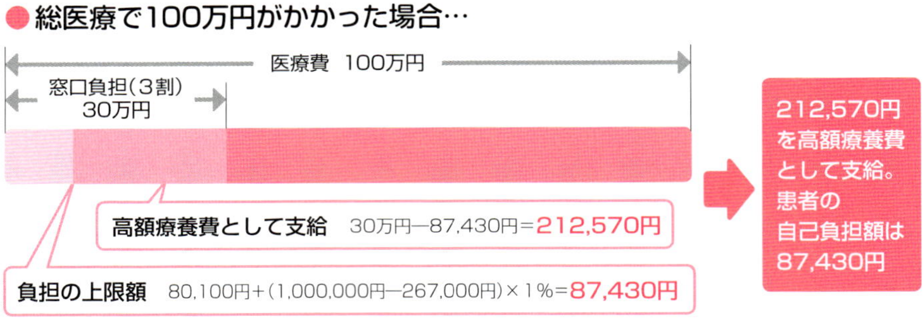

●総医療で100万円がかかった場合…

医療費　100万円
窓口負担（3割）30万円

高額療養費として支給　30万円−87,430円＝**212,570円**

負担の上限額　80,100円＋（1,000,000円−267,000円）×1％＝**87,430円**

212,570円を高額療養費として支給。患者の自己負担額は87,430円

表4　高額療養費の自己負担限度額（1か月）

70歳未満（2015年1月診療分～）
※変更があったのは色のついた部分

	1か月の自己負担限度額	直近1年で4回目以上の場合
標準報酬月額[*1] 83万円以上	252,600円＋（医療費−842,000円）×1％	140,100円
標準報酬月額53万～79万円	167,400円＋（医療費−558,000円）×1％	93,000円
標準報酬月額28万～50万円	80,100＋（医療費−267,000円）×1％	44,400円
標準報酬月額26万円以下	57,600円	
低所得者（住民税非課税）	35,400円	24,600円

70歳以上（変更なし）

	1か月の自己負担限度額			直近1年で4回目以上の場合
	世帯単位（入院・外来[*2]）	個人単位（外来のみ）	
現役並み所得者（月収28万円以上など）	80,100＋（医療費−267,000円）×1％	44,400円	44,400円
一般所得者	44,400円	12,000円	
低所得者Ⅱ（住民税非課税、年金収入80～160万円）	24,600円	8,000円	
低所得者Ⅰ（住民税非課税、年金収入80万円以下）	15,000円	8,000円	

*1　標準報酬月額。給与月額をある程度の幅を持たせて等級に分け、わかりやすく整理したもの。たとえば給与明細が77～81万の場合は、標準報酬月額79万円に含まれる。
*2　外来には在宅を含む。

継続的、専門的な治療を必要とする場合、医療費が高額になることがあります。その負担が大きくなりすぎないように、さまざまな公的な医療費助成のしくみが設けられています。

高額療養費

自己負担を一定額までに抑え負担を軽減

公的医療保険では、かかった総医療費の1〜3割を患者が自己負担しますが、治療内容によっては費用が高額になることもあります。そのため、高額療養費というしくみを設け、1か月間（月初から月末まで）に支払う医療費の自己負担額に上限を設け、負担が大きくなりすぎないようにしています（図8）。

自己負担の上限（限度額）は、年齢や収入によって設定されています（表4）。70歳以上の一般所得者ならば、入院した月にかかったすべての医療費（外来を含む）の自己負担限度額は、4万4400円です。

複数の医療機関での費用が対象になることも

さらに、負担を減らすしくみもあります。年齢や収入によっては、1年間に高額療養費を4回以上利用すると、4回目からは限度額が引き下げられることもあります。また、同じ月内ならば、外来や、他の医療機関でかかった医療費や、世帯内で同じ医療保険に加入する人の医療費も、条件を満たせば合算できることがあります（世帯合算）。

2015年1月から、70歳未満については見直しが行われました。所得による区分がより細かくなり、自己負担限度額が収入の多い人で引き上げられ、収入の低い人では引き下げられました。

窓口での支払いを少なくするには？

高額療養費では、原則として医療機関の窓口で自己負担分をいったん全額支払い、後日加入する公的医療保険に申請をすると、限度額を超えた分の費用が払い戻されます。

153

4 医療費負担を軽減するしくみ

ただし、70歳以上の人（低所得者を除く）については、「高齢受給者証」（70～74歳）、または「後期高齢者医療被保険者証」（75歳以上）を医療機関の窓口で提示すれば、限度額までの支払いにとどめられます。なお、入院と外来など複数の医療費を合算して高額療養費を利用するときには、申請が必要になることもあります。

70歳未満の人でも、自己負担額の総額を窓口で払うのが負担であれば、あらかじめ加入する公的医療保険に申請し、「限度額適用認定証」を交付してもらう方法があります。認定証を医療機関に提示すると、入院、外来医療費ともに支払いは限度額までに抑えられます。

●介護の視点●

入院や介護が必要になった人や家族にとって、最も心配なことの1つが経済的な問題です。医療に関するさまざまな公的な支援制度の存在を知っていると、利用者・家族にアドバイスするときに役立ちます。

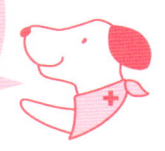

表5 高額医療・高額介護合算制度の限度額（年額）

所得による区分	後期高齢者医療制度 +介護保険	被用者保険または国保 +介護保険 （70～74歳のいる世帯）	被用者保険または国保 +介護保険 （70歳未満がいる世帯）
標準報酬月額 83万円以上	67万円	67万円	176万円 → **212万円** （＊2015年8月以降）
標準報酬月額 53万～79万円	67万円	67万円	135万円 → **141万円**
標準報酬月額 28万～50万円	56万円	56万円	67万円
標準報酬月額 26万円以下	56万円	56万円	63万円 → **60万円**
低所得者Ⅱ	31万円	31万円	34万円
低所得者Ⅰ	19万円	19万円	34万円

高額医療・高額介護合算制度

医療と介護を必要とする人の自己負担軽減制度

　医療費の自己負担については「高額療養費」、介護保険サービスの利用者負担は「高額介護サービス費・高額介護予防サービス費」により、利用者の一定額以上の負担は軽減されます。しかし、高齢者は医療と介護を同時に必要とすることも多く、経済的な負担は小さくはありません。そこで、医療と介護の双方の自己負担額の合計に、上限を設けた高額医療・高額介護合算制度があります。

　1年間（8月〜翌年7月）にかかった医療・介護の自己負担の合計額が限度額を超えたら、超えた額が払い戻されるしくみです。限度額は年齢や収入によって異なりますが、世帯内で同じ公的医療保険に加入している人の自己負担額も合算できます（表5）。

　手続きには医療と介護の2つの公的保険の窓口に申請を行う必要があります。市町村国保や後期高齢者医療制度の加入者については、市町村が介護保険との共通窓口になります。

傷病手当金

病気のための休職期間の収入を保障

　被保険者本人が、病気やけがのために仕事ができず、給与がもらえないときに、生活を保障する目的で傷病手当金が支給されます。公的医療保険のなかでも、被用者保険や一部の国保組合に限られた給付です。

図9　傷病手当金の給付のしくみ

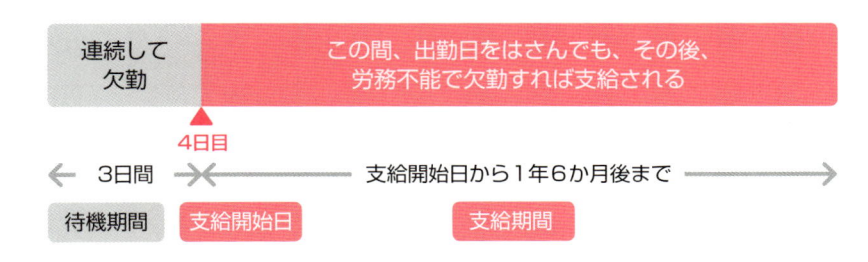

連続して欠勤	この間、出勤日をはさんでも、その後、労務不能で欠勤すれば支給される

4日目

← 3日間 → ← 支給開始日から1年6か月後まで →

待機期間　　支給開始日　　　　支給期間

第4章　医療に関わる制度とお金のはなし

4 医療費負担を軽減するしくみ

表6 医療費控除の対象になる医療・介護の費用

医療

- 医師、歯科医師による医療費
- 入院時の部屋代（差額ベッド代）や食事代
- 治療目的でのマッサージ、鍼灸など
- 処方薬や、治療目的での市販薬の費用
- 医療機関への通院のための交通費
- 6か月以上寝たきりの人のおむつ代（医師の証明書が必要）

など

介護

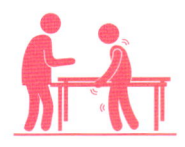

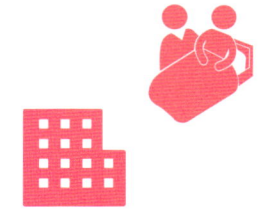

- 医療系の居宅サービスの利用料…訪問看護、訪問リハビリテーション、居宅療養管理指導、デイケアなど
  ※上記のサービスと併用した場合、訪問介護（身体介護主体）、訪問入浴介護、デイサービスなども控除対象になる
- 施設サービスの利用料（介護費、食費、居住費）…介護療養型医療施設・介護老人保健施設の利用料（全額）、介護老人福祉施設の利用料（2分の1相当額）

など

会社を連続して3日休んだうえ、4日目以降が保障の対象になり、最長で1年6か月の間、傷病手当金が支給されます（図9）。支払われる金額は、1日につき給与日額（標準報酬日額）の3分の2です。給与や障害年金などが支払われていても、その額が傷病手当金による支給額より少ない場合も、差額分が支給されます。

　長期入院や、後遺症のために復職のめどが立たない場合などでも、利用できます。

医療費控除

確定申告で税負担を軽くする

　医療費控除は、1年間（1月から12月）に支払った医療費や一部の介護費が一定額（通常は10万円）を超えた場合に、所得税などの税金を軽減するしくみです。会社員の人でも、税務署で確定申告を行う必要があります。

　医師や歯科医師の診療費や薬代などのほか、入院時の差額ベッド代や食事代、医療機関への通院費なども控除対象になります（表6）。介護保険では、訪問看護や訪問リハビリテーションなど医療系の介護（予防）サービスなどが対象に含まれます。自分が支払った家族の医療費も併せて、控除することができます。

> **●介護の視点●**
>
> 　脳卒中など急な病気で仕事を続けられなくなったときでも、籍が会社に残っていれば、公的医療保険から支払われる傷病手当金でしばらくの間は生活をまかなうことができます。また、退職してしまっても、退職前に傷病手当金が支給される条件を満たしていれば、さかのぼって受給できることもあります。

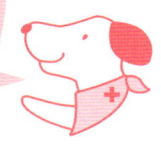

第4章　医療に関わる制度とお金のはなし

4 医療費負担を軽減するしくみ

難病の医療費助成制度

難病に関わる医療費を助成

　指定された難病の人に対して、医療費を軽減する制度です。国が定めた約300*疾病を対象とし（表7）、国と都道府県が公費で、難病に関係する医療費（一部介護費を含む）の自己負担の全額または一部を助成します。筋萎縮性側索硬化症や脊髄小脳変性症、パーキンソン病など指定された難病は、介護保険における第2号被保険者（40歳以上65歳未満）の特定疾病とも一部重なります。この制度を利用するには、地域の保健所（都道府県によっては市区町村役場）で手続きを行います。

*2015年1月に110疾病、同年夏には約300疾病まで対象を拡大する予定。

医療費の自己負担上限額も見直し

　2014年に難病の患者に対する医療等に関する法律が新たに成立し、難病の医療費助成制度は2015年1月から変更されました。主な

表7　医療費助成制度の対象となる主な難病

● 多発性硬化症	● 全身性アミロイドーシス
● 重症筋無力症	● 中毒性表皮壊死症
● 筋萎縮性側索硬化症（ALS）	● 結節性多発動脈炎
● 再生不良性貧血	● バージャー病
● 脊髄小脳変性症	● 全身性エリテマトーデス
● 悪性関節リウマチ	● 特発性間質性肺炎
● パーキンソン病	● 特発性血小板減少性紫斑病
● 大脳皮質基底核変性症	● IgA腎症
● 後縦靭帯骨化症	● 広範脊柱管狭窄症
● 多系統萎縮症	● 慢性血栓塞栓性肺高血圧症
● シェーグレン症候群	● 網膜色素変性症
● ハンチントン病	● 潰瘍性大腸炎

など

※対象疾病を独自に追加している都道府県もあります。

見直しのポイントは、医療費助成の対象になる難病の拡大、医療費助成のしくみの変更、難病に関わる医師や医療機関などの指定制の導入です。

医療費助成の変更では、70歳未満の人について難病に関する医療費の自己負担割合が3割から2割に引き下げられました。また、この制度では負担が大きくなりすぎないように、1か月の医療費の自己負担上限額も設けていますが、その設定額や計算方法が見直されました（図10）。

全体的にみて、患者の自己負担は増える方向です。急激な負担増を避けるため、現在、助成を受けている人（既認定者）に関しては、3年間の経過措置が設けられています。

図10 難病の医療費助成における自己負担上限額（月額）（経過措置含む）

経過措置（3年間） （単位：円）
自己負担割合：2割

	外来+入院		
軽症者も助成対象	一般	現行の重症患者	人工呼吸器等装着者
低所得Ⅰ 市町村民税非課税 〜本人年収80万	2,500	2,500	1,000
低所得Ⅱ 市町村民税非課税 本人年収80万超〜	5,000		
一般所得Ⅰ 市町村民税課税以上 7.1万未満	5,000		
一般所得Ⅱ 市町村民税 7.1万以上 25.1万未満	10,000	5,000	
上位所得 市町村民税 25.1万以上	20,000		

食費*3：1/2を自己負担

➡

原　　則（*1） （単位：円）
自己負担割合：2割

	外来+入院		
軽症者（*2）は助成対象外	一般	高額かつ長期	人工呼吸器等装着者
低所得Ⅰ 市町村民税非課税 〜本人年収80万	2,500	2,500	1,000
低所得Ⅱ 市町村民税非課税 本人年収80万超〜	5,000	5,000	
一般所得Ⅰ 市町村民税課税以上 7.1万未満	10,000	5,000	
一般所得Ⅱ 市町村民税 7.1万以上 25.1万未満	20,000	10,000	
上位所得 市町村民税 25.1万以上	30,000	20,000	

食費：全額自己負担

*1　新規認定患者については、原則の負担限度額が当初から適用される。
*2　症状の程度が重症度分類等で一定以上に該当しない者（経過措置期間中は医療費助成の対象となるが、経過措置終了後は高額な医療費が継続して必要な患者を除き、医療費助成の対象外）。
*3　入院時の食費は、一般の世帯で1食260円

ここが知りたい！

医療とつながる実務
Q&A

入院・外来医療

➕ 急性期病棟への入院期間

> **Q** 最近、入院後14日以内の退院をうながす病院が多いように感じます。「急性期」とはどれくらいの期間をいうのでしょうか？

> **A** 急性期の期間の定義はありませんが、診療報酬では入院が一定期間を過ぎると、収入が段階的に下がるしくみになっています。

　そもそも"急性期"がどのような状態を意味するのか、はっきりした定義もありません。そのため、医療政策の検討の場でも、どこまでを急性期とするのか議論になることもあります。

　ただ、一般的に医療者は、急性期を病気やけがの発症初期や、急性の発症、高い緊急度といったイメージでとらえています。心筋梗塞や脳卒中などの発症時は、そうしたイメージに当てはまります。

　急性期の病棟（一般病棟など）に入院するのは、心筋梗塞のほか、一刻一秒を争うまでの緊急性はないものの重症度が高いがんや難病など、緊急度や重症度などの観点から、より密度の高い医療を必要とする人です。そうした患者に対し、「病態が不安定な状態から、治療によりある程度安定した状態に至るまで」

提供される医療が、急性期医療とされています。

　病気やその患者の状態によって安定した状態に至る期間は異なりますから、"急性期"の期間に定義はありません。しかし、急性期病棟の機能を明確にし、入院患者像などに見合った医療費を分配するためには、期間の区切りが必要です。そこで、診療報酬では急性期の期間に区切りを設けています。
　一般病棟では、診療報酬（入院基本料）が段階的に設定されていますが、患者の平均入院期間（平均在院日数）はその要件の1つに位置づけられています。急性期病棟の入院基本料で、最も点数が高い「7対1一般病棟入院基本料」を算定するには、平均在院日数を18日以内におさえなければなりません（2015年現在）。このような診療報酬のしくみから、急性期病院の入院には"期限"があるようにみえるのです。

　さらに診療報酬では、入院期間が短いほうが収入が高くなるしくみになっています。入院後14日以内までは1日450点、15〜30日までは192点が、入院基本料に上乗せされます。そのため、1人を28日間入院させるより、2人をそれぞれ14日以内で退院させたほうが高い報酬が得られます。
　14日以内の退院を目標とする病院があるのは、こうした診療報酬のしくみのためです。今後も、国は医療費の削減のために平均在院日数を短縮していくと予想されるので、急性期の病院には経営を成り立たせるためにも、退院までの期間を短くする努力がさらに求められるでしょう。

> **参考**
> ＊病院のタイプと治療ステージ(p.12)
> ＊入院期間の目安は？(p.56)

入院・外来医療

リハビリ病院の入院の条件

Q: リハビリ病院には入院するための条件があるのでしょうか？

A: リハビリ専用病棟には、診療報酬で入院対象となる人の基準が設けられています。

　国は、リハビリ病院への入院条件を特に定めていませんが、一定の受け入れ条件を設けている病院はあります。

　リハビリに力を入れる病院の多くは、「回復期リハビリテーション病棟」（以下、回復期リハビリ病棟）を備えています。回復期リハビリ病棟では、急性期の治療後に、入院で集中的にリハビリを実施します。診療報酬では回復期リハビリ病棟の対象として、脳卒中後や、大腿骨・脊椎などの骨折後、治療時の安静で生じた廃用症候群などの人を想定しています（表1）。

　そのため、これらの状態に当てはまる患者が常に8割以上入院していることが、回復期リハビリ病棟の点数を算定する条件とされています。さらに、急性期病院からリハビリ病院に移る時期や、入院できる期間も、傷病のタイプごとに決められています。退院後に自宅などに戻った人の割合（在宅復帰率）など

表1　回復期リハビリ病棟の入院対象と期間

回復期リハビリが必要な状態	入院（算定）可能な日数
脳血管疾患、脊髄損傷、頭部外傷、くも膜下出血のシャント手術後、脳腫瘍、脳炎、急性脳症、脊髄炎、多発性神経炎、多発性硬化症、腕神経叢損傷等の発症後や手術後の状態、または義肢装着訓練を要する状態	入院（算定開始）日から150日以内
※高次脳機能障害を伴った重症脳血管障害、重度の頸髄損傷および頭部外傷を含む多部位外傷の場合	入院日から180日以内
大腿骨、骨盤、脊椎、股関節や膝関節の骨折、2肢以上の多発骨折の発症後や手術後の状態	入院日から90日以内
外科手術または肺炎等の治療時の安静により廃用症候群をもつ、手術後や発症後の状態	入院日から90日以内
大腿骨、骨盤、脊椎、股関節や膝関節の神経、筋や靱帯損傷後の状態	入院日から60日以内
股関節や膝関節の置換術後の状態	入院日から90日以内

も算定に影響します。

　こうした診療報酬の要件から、リハビリの原因になった傷病が基準に当てはまり、リハビリで機能回復や期限内の在宅復帰が見込めるといったことが、入院の受け入れの際に重視される傾向があります。

　また、リハビリ病院は、総合病院ほど幅広い病気や療法には対応できません。診療科が限られ、一般的に人工呼吸器や気管切開・酸素吸入などに対応できるだけの設備、人手も十分ではありません。周囲にうつりやすく対処が難しい感染症の人や、重い褥瘡のある人なども敬遠されがちです。病院の機能や診療報酬の面で、受け入れ範囲を制限しなければならないのが現状です。

> **参考**
> ＊病床の種類で入院費は変わる!?（p.52）
> ＊入院期間の目安は？（p.56）

入院・外来医療

療養型病院の入院期間

Q 慢性期の病院（療養型病院）には、いつまで、どの程度の状態まで入院していられますか？

A 原則として必要性を医師が認めている限り入院できます。

慢性期の入院治療のための療養病床は、医療保険が適用される医療療養病床と、介護保険適用の介護療養病床（2017年度末廃止予定）に分けられますが、どちらも入院期間の制限はありません。医療療養病床では、入院できる状態の基準もなく、医師がその必要性を認める間は入院できるのが原則です。

ただし、診療報酬との兼ね合いなどのため、3か月、6か月などおおよその入院期限を設けている病院もあります。医療療養病床（療養病棟）では、病状（医療区分）や状態（ADL区分）に応じて診療報酬が決まります。医療処置が必要な人ほど点数が高く、そうでない人では点数が低くなります。

入院期間が長くなっても点数が引き下げられないため、医療処置の必要度の高い人は入院しやすいしくみです。しかし、必要度の低い人の報酬は、非常に安く設定されているため、入院そのものが難しくなってきています。代わりの受け皿として、医療機能の高い介護老人保健施設や、有料老人ホームなどの居住系施設の整備が進められているのが現状です。

参考
＊病床の種類で入院費は変わる⁉（p.52）

入院・外来医療

退院支援と地域の医療資源

Q 入院してすぐに「療養型病院を探しましょうか」と言われるのはなぜですか？

A 入院期間が短縮され、早くから次の病院を探さないと退院までに間に合わない可能性があるためです。

　次の病院探しを提案されたのは、その病院では自宅に戻れる状態になるまで治療できない可能性が高いと、医師が予測していることを意味します。

　最近は、急性期病院に対し、入院期間（在院日数）短縮を促すプレッシャーが強くなっています。入院期間が長くなると段階的に診療報酬を引き下げるなど、さまざまな施策がとられています。退院日の見通しが立ってから転院先を探していては、入院期間が長引いてしまうため、病院側も早期から退院に向けた支援を行うようになっているのです。

　加えて、療養型病院や回復期リハビリ病院など、急性期後の治療を行う病院が不足している地域では、早くに患者の受け入れを頼んでおかないと、ベッドがすぐに埋まってしまうという事情もあります。特に、人工呼吸器や気管カニューレ、人工透析などを必要とする場合、多くの療養型病院などでは設備や人員が少なく、たとえベッドが空いていても、そうした患者を多くは受け入れられません。

　このような理由から、入院早期からの転院先探しが一般的になりつつあるのです。

参考
＊病院間で治療を分担する時代に
──機能分化と入院医療（p.20）

167

入院・外来医療

➕ 退院支援の対象

> **Q** 要介護者であれば、必ず退院支援をしてくれるのでしょうか。家族から相談したほうがいいのでしょうか？

> **A** 退院困難な要因のある人が対象なので、要介護者であっても必ずしも対象になるわけではありません。

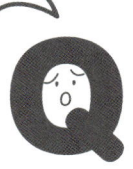

　退院支援は、悪性腫瘍や認知症などがある、ADLが低下した、介護をする家族がいないといった理由から、入院前と同じ環境での生活が難しく、退院に向けて何らかの準備・調整が必要な人に対して行われます。家族から相談すれば退院支援をしてくれる、というわけではありません。

　多くの病院では、入院時に聞き取った情報をもとに、退院に向けた課題のある人を選び出し、本人や家族と面談をしたうえで支援が必要かを判断します。また、容態の変化などに応じて、医師や看護師が退院支援につなぐこともあります。

　要介護者の場合、このプロセスのどこかで、一度は支援の必要性が検討されます。ただし、退院支援担当のスタッフは限られているため、退院後に在宅医療や介護サービスを新たに利用するなど、支援の必要性の高いケースが優先されます。

　もし、本人・家族が退院後の医療や生活に不安を抱いているのなら、看護師や医療相談室に相談するのも1つの方法です。退院後に関わるケアマネジャーや施設相談員が、看護師と連携しながら、早めに介入を始めてもいいでしょう。

参考
＊退院調整のしくみと流れ(p.80)

入院・外来医療

認知症のBPSDへの対応

Q. BPSDがひどいとき、認知症外来を予約しないと診てもらえないのでしょうか？

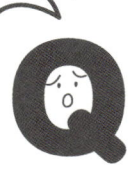

A. 予約の必要のない精神科外来などで診てもらえます。

　一般的に予約制の認知症外来は、ある程度時間をかけて問診や検査、本人・家族への説明などを行えるように、一定の時間枠を設けたものです。BPSD（行動・心理症状）がひどいなど、緊急に対応してもらいたいケースは、予約制の認知症外来が本来対象としているものではありません。

　症状の程度にもよりますが、BPSDへの対応ならば、かかりつけ医に電話で相談し、必要ならば専門病院に紹介してもらう方法がまず考えられます。それができない場合、認知症疾患医療センターや認知症にも対応している精神科病院などに受診する方法があります。

　このうち認知症疾患医療センターは、BPSDへの対応なども役割に位置づけられ、症状がひどい場合などは入院で治療対応することもできます（一部例外もあり）。夜間・休日に緊急対応が必要なときは、地域ごとに設けられている精神科救急の担当病院に連絡する方法もあります。

　日頃から、認知症の治療を受けている医療機関に、こうした場合の対応法を確認しておくと安心です。

参考
＊増える認知症とこれからの医療体制（p.34）

入院・外来医療

異なる医療機関の情報共有

> **Q** 利用者が、複数の医療機関にかかっています。医師同士は情報をやり取りしているのでしょうか？

> **A** 関わり方によって違いますが、医師同士の情報交換は、主に患者紹介時に診療情報提供書などを通じて行われます。

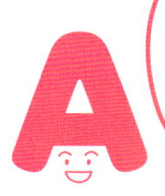

　高齢者では、複数の医療機関にかかる人が少なくありません。病院の循環器科で心臓の病気を、近くの診療所の整形外科で膝の痛みを診てもらうなど、診療科ごとに医療機関を使い分ける人もいます。

　異なる医療機関の医師同士は、同じ患者を診ていても直接的な関わりがない限り、情報交換はしていないことがほとんどです。同じグループの医療機関ならば、診療情報が共有できる体制になっていることもありますが、異なる医療機関の間での情報交換は患者紹介をするときに行われることが一般的です。

　患者紹介の例としては、かかりつけ医ががんなどを疑い、専門医のいる病院に詳しい検査や治療を依頼する、といったケースがあります。反対に、治療が終了した後に、病院の医師がかかりつけ医のもとに患者を帰す例（逆紹介）もあります。こう

した紹介時には、病名や治療内容、経過などを記載した診療情報提供書（紹介状）で、医師同士の情報共有が図られます。

　また、紹介後も、専門医が患者の治療や手術の経過をかかりつけ医にフィードバックする、かかりつけ医が専門医から紹介された患者の治療方針などについて相談するなど、やり取りが行われる場合もあります。しかし、継続的に情報交換がなされるケースはそれほど多くはありません。

　ただ近年は、脳卒中や心筋梗塞、がんなど、急性期の治療後の経過観察や、再発予防のための持病の管理など、長期の関わりが必要な病気も増えています。病院の専門医がそうしたケースをすべて診るのは難しいため、病状が安定したら普段の診療はかかりつけ医に依頼し、専門医は半年に1回など少ない頻度で専門の検査などを行う、といった連携も進んでいます。

　そのなかで、連携する医療機関同士で情報をより密に共有する取り組みもみられます。病院の専門医とかかりつけ医が治療方針を共有し、治療や検査の役割分担を決めるツールとして利用されているのが地域連携クリティカルパス（連携パス）です。

　また、電子化された病院のカルテ情報を、かかりつけ医がインターネットを介して閲覧する、ITネットワークを組んでいる地域もあります。将来的には、患者が自分の医療データの入ったカードを携帯する、といったしくみも検討されています。異なる医療機関同士の情報共有は、薬や検査の重複を防ぐなど、医療の安全やコスト削減の手段としても注目されています。

> **参考**
> *病院から地域へ①患者紹介のしくみと流れ(p.98)
> *病院から地域へ②医療連携と地域連携クリティカルパス(p.102)

在宅医療

医師や薬剤師の居宅療養管理指導

Q 医師や薬剤師の「居宅療養管理指導」では、どのようなことを行うのですか？

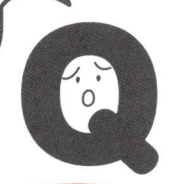

A 医師は利用者・家族、介護関連職への指導などを、薬剤師は服薬管理の確認や指導などを行います。

　居宅療養管理指導は、通院困難な在宅の要支援者・要介護者を訪問して行うもので、居宅サービスの支給限度額管理の対象外です。サービス内容は職種別に設定されています（表2）。

　医師、歯科医師の場合は、計画的で継続的な医学的、歯科医学的管理に基づいて、居宅やグループホームなどのケアマネジャーにケアプラン作成に必要な情報を提供するとともに、利用者・家族などに介護サービスの利用上の留意点や、介護方法などの指導・助言をした場合に算定できます。必要に応じて他の介護サービスの事業者などにも、情報提供・助言をします。

　医師・歯科医師、薬剤師、看護職員の居宅療養管理指導では、ケアマネジャーへの情報提供も義務づけられています。ケアマネジャーに提供する情報は、利用者の病状・経過等、介護サービス利用や日常生活のうえでの留意点、介護方法などです。サービス担当者会議に参加して行うのが基本で、それができない場合は原則として文書で情報提供を行います。

表2　居宅療養管理指導の内容

指導する職種	サービス内容	回数限度
医師・歯科医師	居宅などのケアマネジャーや利用者・家族などに、介護サービス利用の留意点や介護方法などについて指導・助言を行う。ケアマネジャーへの情報提供が必須	月2回まで
薬剤師	医師・歯科医師の指示に基づき、薬剤服用歴の管理、服薬指導や薬剤服用・保管状況の確認などを行う。ケアマネジャーへの情報提供が必須	医療機関の薬剤師月2回、薬局薬剤師月4回まで（末期悪性腫瘍などでは週2回かつ月8回まで）
管理栄養士	計画的な医学管理を行っている医師の指示に基づき、栄養管理に関わる情報提供や指導・助言を行う	月2回まで
歯科衛生士や看護職員	訪問歯科診療を行った歯科医師の指示に基づき、口腔内や有床義歯の清掃、摂食・嚥下機能に関する実地指導をし、利用者・家族などに情報提供や指導・助言を行う	月4回まで
看護職員	医師が必要と判断した場合、療養上の相談・支援を行う。ケアマネジャーへの情報提供が必須	居宅サービス開始日から6か月間で2回まで

　保険薬局や医療機関の薬剤師による居宅療養管理指導は、医師、歯科医師の指示に基づいて実施されます。利用者の住まいを訪問し、薬剤服用歴の管理、服薬指導や薬剤服用・保管状況の確認などの薬学的管理指導を行います。

　服薬カレンダーなど薬の管理方法の工夫や、他の医療機関からの薬も含めた副作用や相互作用のチェック、残っている薬などの確認と整理なども指導に含まれます。訪問で得た情報は医師にフィードバックしますが、その際に必要があれば、「残薬が多いので次回の処方日数は減らしてはどうか」「粉薬が飲みにくいようなので薬を錠剤に変更してはどうか」など、処方に関する提案を行うこともあります。

> **参考**
> ＊在宅医療を提供する医療機関(p.112)
> ＊保険薬局(p.134)

在宅医療

居宅療養管理指導と往診・訪問診療

Q 介護保険の居宅療養管理指導費と、医療保険の往診料は一緒に算定できるのでしょうか？

A 居宅療養管理指導費は、情報提供、指導などの対価です。往診料は別に算定できます。

　在宅医療には、医師が家族の求めなどに応じて急遽行う「往診」と、診療計画にそって定期的に実施する「訪問診療」があります。医師が介護保険の居宅療養管理指導費を算定するには、訪問診療か往診を月1回以上行っていることが条件になります。

　居宅療養管理指導費は、ケアマネジャーに対する情報の提供や、利用者などへの介護サービス利用上の留意点などの指導・助言を評価した報酬です。医学的管理や病気の治療に関する指導、投薬・検査・処置、訪問診療や往診などの対価は、そこには含まれません。これらは、医療保険で評価されています。

　そのため、医師が居宅を訪れ急病人を診療した場合などに算定する「往診料」や、定期的な訪問診療を行った場合の「在宅患者訪問診療料」は、どちらも居宅療養管理指導費と一緒に算定できます。ただし訪問診療で、診療計画を立て医学的管理や病気の治療の指導などを行っている場合、居宅療養管理指導と内容が一部重なるため、少し単位の低い居宅療養管理指導費を算定します。

参考
＊在宅医療を提供する医療機関(p.112)

薬関連

薬に関する相談

Q 利用者が薬をきちんと飲めていないようなのですが、誰に伝えればいいのでしょうか？

A 薬局薬剤師や訪問看護師に相談してみるとよいでしょう。

　利用者の自宅での生活状況をよくみている介護職は、医療職が知り得ない貴重な情報をもっています。薬についても、本人は「服用できている」と言っているものの実はそうではなく、薬がたくさん余っている、薬があちこちに散らばり管理できていないなど、問題点をいち早く発見できるのは介護職です。

　このような薬に関する問題は、多くの場合、介護職であればケアマネジャーに、ケアマネジャーならば医師などに相談することになります。ただし、医師はなかなか連絡がとれないことも多く、相談しにくいこともあるでしょう。

　そうした場合は、医師への橋渡し役として、その利用者が通っている薬局の薬剤師や、訪問看護師を頼ると便利です。特に薬剤師の場合、薬の専門家の観点から、薬の形や服用回数など根本からの見直しを医師に提案することも可能です。

　普段薬を出している薬局の薬剤師ならば、処方した医師に問い合わせ、対応を考えてくれるはずです。また、訪問薬剤指導を行っている薬局ならば、医師の指示を受けて、自宅に訪問し薬を整理し、管理方法を考えてくれることもあります。

参考
＊保険薬局（p.134）

薬関連

薬局薬剤師の役割

Q 薬局の薬剤師に「先生に連絡しておきますね」と言われることがあります。医師に何を連絡するのでしょう？

A 会話に出たなかで、治療方針や処方などに関わる可能性のある情報を伝えます。

　薬剤師が医師に連絡するケースとして、まず調剤する前に、処方せんの内容について確認が必要な場合が挙げられます。たとえば、処方せんに薬の用量や使い方が書かれていない、いつもの薬に代わって、よく似た名称のまったく違う病気に使う薬が出されているなど、記載の不備やミスが疑われるときなどです。

　さらに、薬の適正使用や副作用、他の薬との相互作用の観点から、処方内容に疑問があるときなども同様です。薬の用量が規定された量よりも多く副作用のおそれがある、食前でないと効果のない薬なのに食後服用と指示されている、他の薬と相互作用のある薬が出されている、といったケースです。

　薬剤師は、処方せんの疑わしい点について、処方した医師に問い合わせて確認してからでないと調剤してはいけないと、法律で決められています。このしくみが、安全かつ適正に薬物治療を行うための、チェック機能になっているわけです。

また、薬剤師は、患者や介護者との会話のなかで、使用法どおりに薬を服用できているか、副作用や相互作用が出ていないか、薬をきちんと管理できているかなど情報収集も行っています。これらの情報には、医師が患者の状態に適した薬を処方するうえで、参考になる内容も含まれています。
　「朝食を抜くため、1日3回毎食後服用の薬だとつい飲み忘れてしまう」という話があれば、その情報とともに、2回服用の薬への変更を医師に提案することもあります。
　患者が何となく感じている体の違和感が、実は副作用による場合もあります。ただ、患者はその違和感の理由がわからないうえ、医師の前では遠慮もあり、言い出せないことも少なくありません。そうした情報を薬剤師が聞き取り、医師にフィードバックすることで薬の見直しなどにつながるわけです。

　患者や介護者の話から、すぐに対応が必要と考えられる問題点があれば、薬剤師はその場で医師に連絡をします。そうでない場合は、後で医師に連絡し情報の共有を図ります。
　薬が余っているといったケースでは、次回の処方時に薬の日数を調整してもらうよう医師に話します。その患者が自分の病気についての理解が乏しいと感じられるときは、医師にそれを伝えることで、再度の説明や治療方針の見直しなどにつながることもあります。
　「先生に連絡しておきます」と言うのは、医師が把握しておいたほうがよい情報なので、伝えておきます、という意味だと考えるとよいでしょう。

参考
＊保険薬局(p.134)

薬関連

➕ 薬の管理

Q 複数の医療機関でもらっている薬を、薬局で一包化してもらうことはできますか？

A できます。普段から薬局は1か所に決めておくと便利です。

　高齢者は、複数の病気を抱えることが少なくなく、薬の種類も多くなりがちです。その分、薬の管理が複雑になるため、正しく服用できていない人もいます。そのため、朝、昼、夕、寝る前と、服用する時間ごとに薬を入れておくケースや服薬カレンダーなど、薬剤管理のためのツールも利用されています。

　薬を保険薬局で、服用時点ごとに1つのパックにまとめてもらう「一包化」も管理のための手法の1つです。多くの薬が処方されている、薬の管理が十分にできないといった人には、飲み間違え・飲み忘れを防ぐ目的で一包化が活用されています。

　高齢者は複数の医療機関に受診している人も珍しくありません。薬も診療科や医療機関ごとに別々に出され、それがさらに薬の管理を難しくしています。

　こうしたケースでは、複数の医療機関で出された薬を薬局に

持っていき、飲みやすいようにまとめて一包化してもらうこともできます。薬局に対する調剤報酬でも、持ち込みの薬を一包化する支援を評価する点数が設けられています。

　ただ、他の医療機関でもらった薬の場合、調剤が済んで患者に手渡されたものですから、処方せんがありません。薬だけを持ち込んでも、医師の処方内容と持ち込んだ人が言う情報とが合っているのかが、薬剤師にはわかりません。
　もし、間違った情報のままに一包化してしまったら、患者にデメリットをもたらすおそれもあります。そこで、持ち込みの薬を一包化するにあたっては、処方した医師に薬の種類や用量、飲み方など必要な情報を確認するとともに、了解を得ることが、薬剤師には義務づけられています。
　こうしたしくみから、他の医療機関の薬を持ち込む場合は、処方した医療機関名などが確認できるもの、お薬手帳などを一緒に持っていくことが求められます。お薬手帳には、処方内容も記されているため、薬剤師の確認作業もスムーズになります。

　複数の医療機関にかかっていても、薬はいつも同じ薬局で出してもらうこともできます。薬局を1か所に決めておけば、薬の重複や相互作用などのチェックもしやすいうえ、薬に対する要望やアレルギー、副作用などの情報も集約されるため、患者にとってもメリットがあります。薬局によって、どのような薬を置いているか在庫に違いがありますが、毎回利用することを前もって伝えておけば、そろえてくれるようになるでしょう。

参考
＊保険薬局(p.134)

薬関連

ジェネリック（後発医薬品）

Q 最近、よく宣伝されている「ジェネリック（後発医薬品）」とは、どのような薬なのでしょうか？

A すでに開発・販売されている薬と同じ有効成分の薬で、価格が安いのが特徴です。

　新薬（先発医薬品）と同じ有効成分で、同等の治療効果をもつことが認められた薬を「ジェネリック医薬品（後発医薬品）」といいます。先発医薬品より価格が安いため、医療費抑制の手段として、国もさまざまな取り組みで後発医薬品の使用を推進しています。

　先発医薬品と後発医薬品の価格の違いは、開発コストの差によるものです。先発医薬品の開発期間はだいたい9〜17年で、開発費用は1製品につき500億円ほどかかるといわれています。そのため、開発企業は特許を取得し、5〜15年ほどの特許期間中は薬を独占的に製造します。

　この特許が切れた後、他の企業が、先発医薬品と同じ有効成分を使って製造した薬が後発医薬品です。有効性や安全性などは先発医薬品で確認されているため、後発医薬品の開発ではかなりのテストを省略でき、開発コストも抑えられます。そのた

め、後発医薬品の価格は安く設定されているのです。

　欧米では、安価な後発医薬品のシェアは大きく、市場の６割以上を占めています。それに対して、日本でのシェアは４割程度と、欧米に比べ使用が広がっていません。その理由として、医師や薬剤師が、後発医薬品の品質や、販売する企業の情報提供や供給体制などに不安を抱いていること、新薬との価格差が欧米ほど大きくはないことなどがあります。
　後発医薬品の有効成分は先発医薬品と同じですが、薬の種類などによっては、新薬と同じ効果が得られないと感じている医師もいます。その原因は議論のあるところですが、心理的な影響のほか、同じ成分の薬を使い続けることや病状の変化などによる効果の低下、そして後発医薬品の製品自体に原因があることなどが考えられています。

　ただ、薬の形状などを工夫し、先発医薬品よりも飲みやすさなどが評価されている後発医薬品もあります。こうした違いなどもあり、後発医薬品も製品によって値段が異なります。
　最近は、急性期病院を中心に、コスト削減のために後発医薬品の使用率が高まっています。また、患者側から希望する例も増えています。ただ、後発医薬品の種類は非常に多くすべてをそろえるのは難しいため、病気の内容や、医療機関や薬局の在庫の問題などから、希望する製品に変更できないこともあります。

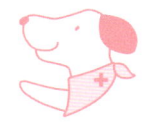

ケアマネジメント

主治医意見書の作成

Q 退院後に介護サービスを利用したいのですが、要介護認定や区分変更の申請をする場合、主治医意見書は誰に作成してもらうべきでしょうか？

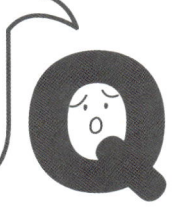

A 病状を把握しているのは介護の要因となった傷病の主治医です。

　介護保険法では、主治医意見書について「当該申請に係る被保険者の主治の医師に対し、当該被保険者の身体上又は精神上の障害の原因である疾病又は負傷の状況等につき意見を求めるものとする」としています。
　入院の原因となった病気やけがが、要介護認定や区分変更申請のきっかけになったのであれば、その診療をした主治医に作成してもらうのがよいでしょう。診療経過を把握しているうえ、その傷病の症状や予後などにも詳しいからです。

　タイミングの問題もあります。入院先とは別の医療機関の医師に意見書を作成してもらうには、退院してから一度受診する必要があり、認定結果が出るのが遅れてしまいます。退院直後からサービスを入れたい場合は特に、入院先の医師に作成してもらうほうがスムーズでしょう。

ただし、注意したいのは、入院治療した傷病が、介護の主な原因になっていない場合です。治療で心筋梗塞から回復した人が、持病の認知症の悪化により区分変更が必要になったというケースでは、利用者の認知症症状を最も理解している医師のほうが作成者として適切かもしれません。介護の主要因である傷病や、サービス導入のタイミングなどを考え併せて"主治医"を選び、事前に連絡しておくことが大切です。

　なお、多忙なこともあり、退院後の関わりが薄い病院の主治医にとっては、主治医意見書の作成は面倒な作業と受け止められることもあります。しかし、病院主治医が引き受けることにより、認定が早く出て在宅の受け入れ体制の整備が進むため、病院側にとっても患者の早期退院につながるというメリットもあります。できれば、退院調整部門のスタッフなどと連携し、入院中に頼んでおくとよいでしょう。

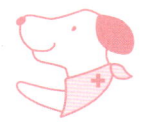

参考
＊退院調整のしくみと流れ(p.80)
＊入退院に関わる支援部門(p.86)

ケアマネジメント

医師からの情報提供

Q ケアプラン作成のために主治医に医学的な意見を求めたら、別に費用がかかりますか？

A **情報内容によりますが、病名やその経過、治療状況などの文書での提供では診療報酬が算定されることがあります。**

　ケアプランの作成に際して、病状や生活上の留意点などについて、医師の意見が必要になることがあります。最近では、医師からケアマネジャーなどへの情報提供に関して、一定の書式やしくみを設ける地域も多くなっています。

　診療報酬では、地域包括支援センターと居宅介護支援事業者、介護老人保健施設などに対して、医師から医療情報を提供することを評価した「診療情報提供料（Ⅰ）」が設けられています。この点数のもとで、ケアマネジャーなどに提供される情報内容には、生活機能低下の原因となっている病名や発病日、病気の経過と治療状況、サービス利用の留意点、障害高齢者の日常生活自立度、認知症高齢者の日常生活自立度などがあります。

このような診療情報提供に伴う医療費の自己負担は、利用者が支払わなければなりません。2015年現在、自己負担額は負担割合が1割の人では250円、3割の人では750円で、月1回算定できます。主治医に医療情報を求める場合は、利用者や家族には、その同意を得るとともに、診療情報提供料がかかるかもしれないことを説明し了承を得ておきましょう。

　医師が情報提供をする場合、文書作成の手間がかかるため、こうした点数がつくられたのですが、情報内容によって診療情報提供料の算定対象になるのか否かが変わります。生活上の留意点を助言してもらうだけであれば、無料で対応してもらえることもあります。また、新たな診察や検査などをしてもらい、詳細な健康診断書を求めた場合など、診療情報提供料ではなく、全額自己負担で診断書作成料を請求されることもあります。
　ただ、どこからが診療情報提供料の算定対象になるのかはあいまいで、医療機関や地域などによって違いがあることもあります。自治体や地域の介護支援専門員協議会、医師会などで、診療情報提供のルールや専用書式などをつくっていることもあるので、わからないことがあれば確認してみましょう。

　なお、医師が在宅利用者に居宅療養管理指導を行っている場合、ケアマネジャーなどへの情報提供は必須とされています。そのため、利用者の病状や経過、介護サービス利用や日常生活上の留意点や介護方法などの情報は、居宅療養管理指導の一環として情報提供され、診療情報提供料はかかりません。

> **参考**
> ＊医療職からの情報収集のポイント(p.92)
> ＊かかりつけ医との連携のポイント(p.116)

ケアマネジメント

入院中のケアマネジャーの関わり

Q 居宅ケアマネジャーは、自宅退院できるかわからない状況でも、利用者に関わったほうがよいのでしょうか？

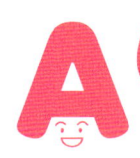

A 本人・家族が希望する退院先などを確認しておきましょう。

　自宅退院しない場合は、退院・退所加算が算定できないため、ケアマネジャーがいつから、またどこまで関わるかは悩ましいところです。ただ、退院直前になって在宅復帰を告げられてあわてないように、備えはしておきたいものです。

　自宅退院できるか、他の病院などでさらに治療やリハビリなどが必要な状態かを医学的に判断するのは医師の役割です。しかし、医師の判断をふまえ、最終的に退院先を決定するのは患者本人と家族です。

　そのため、状態が定まる前でも、本人や家族の希望や、現状の介護力を確認しておくとよいでしょう。はた目には無理そうにみえても、自宅に戻るケースもあれば、その逆もあります。在宅で整備できるサービス体制を伝えることで、本人・家族の意思決定を支援することもできます。

　ここまで深く介入するのではなく、入院初期に病院を一度訪問し、「何かあったらお手伝いします」と伝えておくのでもよいでしょう。訪問すれば、病棟看護師とも顔を合わせられ、状態が変化したときなどに連絡してもらうよう頼みやすくなります。

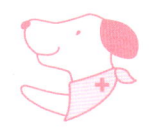

ケアマネジメント

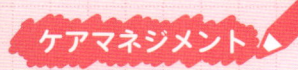

訪問マッサージ

Q 医師から訪問リハビリマッサージの指示が出ましたが、訪問リハビリとして扱えばよいのでしょうか？

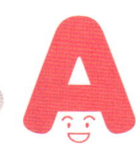

A 訪問リハビリマッサージは訪問リハビリとは違うものです。医療保険の療養費の対象になります。

　「訪問リハビリマッサージ」は、はり師やきゅう師、あん摩マッサージ指圧師、柔道整復師が、在宅療養中で外出などが制限されている人の家に赴いて提供する「鍼・灸」や「あん摩・マッサージ」のことです。理学療法士などが提供する訪問リハビリとはまったく違うものです。

　訪問リハビリマッサージは、「訪問マッサージ」「訪問医療マッサージ」などとも呼ばれ、公的医療保険の対象になります。同意書などで医師が医療上必要と認めた場合に限り、医療保険から、施術料や訪問料（往療料）などについて一定額（療養費）が支給されるしくみです。

　介護保険の支給限度額管理の対象外なので、訪問・通所リハビリなどとの併用も可能で回数制限もありません。ただし、疲労回復や病気の予防などを目的に利用するマッサージは、医療保険の療養費の対象にはなりません。

> **参考**
> ＊訪問リハビリテーション(p.126)

187

介護施設

介護老人保健施設入所者の医療機関受診

Q 介護老人保健施設の入所者が他の病院に通えるのは、どのような場合ですか？

A 病状などから必要と考えられる場合には通院できます。

　介護老人保健施設（老健）には常勤の医師がいるため、比較的病状が安定している入所者については、施設の医師が対応するのが原則です。基本的な診療や検査、処置、薬などの費用も、介護報酬のなかに含まれています。

　しかし、病気の内容や程度によっては、その医師が対応できないこともあります。そこで、「傷病等からみて必要な場合には（他の医療機関の）往診、通院を認める」とされています。具体的に、どのような場合に他院への受診が認められるのか基準はありませんが、眼科や婦人科など内科で扱わない病気や、専門性の高い検査・治療が必要な病状などが考えられます。

　他院への通院や往診の費用は、医療保険が適用になるものと、適用にならないものがあります。一般的な検査・治療などは、老健の介護報酬に含まれると考えられるので医療保険適用外とされ、老健が自費で全額支払わなければなりません。そのため、他院への受診に消極的な施設があるのも現状です。

　一方、CT検査、抗がん剤など、国が定めた診察や検査、薬、処置などの費用に関しては医療保険が適用されます。そのため、医療機関を普段受診するのと同じように、入所者が受診先で自己負担分を支払います。

介護施設

➕ 施設入所者の他院受診と診療情報

> **Q** 特別養護老人ホームの入所者が急に病院にかかるとき、嘱託医を介してはいません。嘱託医の日頃の診立ては病院には伝わらないのでしょうか？

> **A** そのままでは伝わりませんが、病院の医師が嘱託医に情報提供を求めることもあります。

　嘱託医が入所者を病院に紹介した場合は、あわせて診療情報提供書を提供することで、病院の医師に病名や治療内容、経過などを伝えます。しかし、急な病変の際などは、嘱託医に連絡せずに、入所者に病院を受診させることもあります。

　併設の医療機関などについては別ですが、こうしたケースでは、嘱託医の診断や治療内容、処方薬などは、家族や施設職員を通じて病院の医師に伝えられることが一般的です。病院でも診察や検査などを行うため、職員などの話で治療に必要な情報が把握できれば、嘱託医に問い合わせることはあまりありません。処方されている薬についても、飲んでいる薬の残りやお薬手帳を持ってきてもらうことで、おおよそ把握できます。

　ただし、より詳しい病状、治療内容などが必要なときや、病院医師の専門外の持病のある場合など、直接または家族や職員を通じて、嘱託医に診療情報が求められることもあります。また嘱託医側から、後日病院に情報を伝える場合もあります。

> **参考**
> *病院から地域へ②医療連携と地域連携クリティカルパス(p.102)

索引

アルファベット
BPSD ／ 169
DPC ／ 149
MSW ／ 83,89
OT ／ 127,128
PT ／ 127,128
ST ／ 127,128

あ
一次診療／ 107
一般病床／ 13
一般病棟／ 52
一包化／ 137,178
医療計画／ 39
医療費控除／ 157
医療福祉相談部門／ 64,87,91
医療保険／ 141
医療連携部門／ 64
往診／ 113
往診料／ 174

か
介護療養病床／ 45
介護老人保健施設／ 188
回復期／ 15,23
回復期リハビリテーション病棟／ 15,164
回復期リハビリ病院／ 15,16
かかりつけ医／ 117
看護師／ 67

患者紹介／ 24,98,170
がん診療連携拠点病院／ 18
疑義照会／ 135
機能分化／ 22
逆紹介／ 24,170
急性期／ 15,23,162
急性期病院／ 15,16
救命救急治療室／ 52
居宅療養管理指導／ 172
居宅療養管理指導費／ 174
緊急入院／ 49
薬／ 137,175,176,178,180
クリティカルパス／ 51
ケアプラン／ 184
言語聴覚士／ 127,128
限度額適用認定証／ 154
高額医療・高額介護合算制度／ 154
高額療養費／ 153
後期高齢者医療制度／ 143
行動・心理症状／ 169
高度急性期／ 23
後発医薬品／ 150,180
後方病床／ 79
後方連携／ 87
国民健康保険／ 143
個人情報／ 93
混合診療／ 145

さ
在宅医療／ 113

在宅医療・介護連携支援センター／ 100
在宅医療・介護連携推進事業／ 100
在宅患者訪問診療料／ 174
在宅療養後方支援病院／ 18
在宅療養支援歯科診療所／ 131
在宅療養支援診療所／ 7,113
在宅療養支援病院／ 18,113
差額ベッド代／ 146
作業療法士／ 127,128
三次医療圏／ 39
ジェネリック医薬品／ 150,180
自己負担（医療費）／ 141
主治医意見書／ 182
主治医機能／ 43,109
紹介状／ 171
傷病手当金／ 155
食事療養費／ 147
嘱託医／ 189
新オレンジプラン／ 36
診断群分類別包括評価／ 149
診療科／ 31
診療所／ 11,107
診療情報提供書／ 171,189
診療情報提供料／ 184
診療報酬改定／ 6
摂食・嚥下リハビリテー

ション／133
先進医療／144
選定療養／145
前方連携／87
専門医／27
総合診療医／111

た
退院支援／9,77,81,167,168
退院支援計画／83,89
退院支援部門／64
退院時カンファレンス／6
退院時共同指導料／6
退院調整（退院支援）／9,77, 81,167,168
退院調整看護師／83,89
退院調整部門／87,89
地域医療構想（ビジョン） ／23,40
地域医療支援病院／18
地域完結型／21
地域包括ケアシステム／ 42
地域包括ケア病棟／15
地域連携クリティカルパス ／103,171
地域連携部門／87
チームナーシング／68
出来高払い／149
特定機能病院／18
特別訪問看護指示書／121
特別養護老人ホーム／189

な
難病の医療費助成制度／ 158
二次医療圏／39
認知症／35,169
認知症サポート医／36
認知症施策推進総合戦略／ 36
認知症疾患医療センター／ 18,35,169
認知症初期集中支援チーム ／37
認知症地域支援推進員／37

は
被扶養者／143
病院／11
病院完結型／21
評価療養／145
被用者保険／143
病床機能報告制度／23,40
プライマリナーシング／68
プライマリケア／107
フリーアクセス／25,103
平均在院日数／57
包括払い／149
訪問看護／121
訪問歯科／131
訪問診療／113
訪問マッサージ／187
訪問薬剤管理指導（訪問薬 剤指導）／135

訪問リハビリテーション／ 127
訪問リハビリマッサージ／ 187
保険外診療／145
保険外併用療養費／145
保険者／143
保険診療／145
保険薬局／135,178

ま
慢性期／15,23
無床診療所／107

や
薬剤師／135,176,179
有床診療所／107
予定入院／49

ら
理学療法士／127,128
リハビリテーションサマリー ／17
療養型病院／15,16,166
療養病床／13,44,166
療養病棟／55
連携パス／103,171

本書の執筆にあたっては、社会医療法人財団石心会の職員の方々をはじめ、多くの方に取材をさせていただきました。皆様には御礼申し上げます。

● 取材等にご協力いただいた方々

藤田哲也氏（川崎幸病院地域医療連携室室長）、柳澤淳子氏（川崎幸クリニック訪問看護室主任）、安永さやか氏（前・川崎幸クリニック医療相談室）、今井明子氏（川崎幸病院ディスチャージ科）、小林和彦氏（川崎幸病院統括事務部長）

相田里香氏（相仁介護支援サービス）、柴山志穂美氏（杏林大学保健学部講師）、久保勝裕氏（大脇病院理学療法科）、小西良介氏（前・大脇病院理学療法科）、五島朋幸氏（ふれあい歯科ごとう）、土屋清美氏（訪問看護ステーション　飛鳥晴山苑）、小柳俊子氏（明石ソーシャルワーカー事務所）、齊藤惠美子氏

主な参考・参照文献
- 『診療点数早見表 2012年4月版』医学通信社
- 『診療点数早見表 2014年4月版』医学通信社
- 菊池敏夫監修、及川忠著『最新 医療費の基本と仕組みがよ〜くわかる本〔第3版〕』秀和システム
- 介護支援専門員テキスト編集委員会編『六訂 介護支援専門員基本テキスト』長寿社会開発センター
- 池上直己著『ベーシック 医療問題〔第4版〕』日本経済新聞出版社
- 読売新聞医療情報部編著『完全図解 医療のしくみ』講談社
- 河口洋行著『医療の経済学』日本評論社
- 木村憲洋・川越満著『イラスト図解 病院のしくみ』日本実業出版社
- 梶葉子著『図解 病院のしくみが面白いほどわかる本』中経出版
- 厚生労働省ホームページ

● 監修者

杉山　孝博（すぎやま　たかひろ）

川崎幸クリニック院長。1947年愛知県生まれ。東京大学医学部卒。地域の第一線病院で患者・家族とともにつくる地域医療を目指して川崎幸病院に内科医として勤務。以来、内科診療と在宅医療に取り組む。1998年より現職。1980年より公益社団法人認知症の人と家族の会の活動に参加。全国本部副代表理事、神奈川県支部代表。

● 著者

利根川　恵子（とねがわ　けいこ）

医療介護ジャーナリスト。薬剤師。大学卒業後、医療現場を経て医療系出版社に就職し医療制度や医療経営などを中心に取材。2000年4月に独立し、医療分野のほか、ケアマネジャーなど介護分野の取材記事を手がける。医療政策学修士。

福祉・介護職のための
病院・医療のしくみまるわかりブック

2015年7月1日　初　版　発　行
2019年8月5日　初版第5刷発行

監修者　杉山孝博
著　者　利根川恵子
発行者　荘村明彦
発行所　中央法規出版株式会社
　　　　〒110-0016　東京都台東区台東3-29-1　中央法規ビル
　　　　営　　業：TEL 03-3834-5817　FAX 03-3837-8037
　　　　書店窓口：TEL 03-3834-5815　FAX 03-3837-8035
　　　　編　　集：TEL 03-3834-5812　FAX 03-3837-8032
　　　　https://www.chuohoki.co.jp/

装丁・本文デザイン　澤田かおり（トシキ・ファーブル）
イラスト　澤田かおり（トシキ・ファーブル）

印刷・製本　西濃印刷株式会社

本書のコピー、スキャン、デジタル化等の無断複製は、著作権法上での例外を除き禁じられています。また、本書を代行業者等の第三者に依頼してコピー、スキャン、デジタル化することは、たとえ個人や家庭内での利用であっても著作権法違反です。

定価はカバーに表示してあります。落丁本・乱丁本はお取り替えいたします。
ISBN978-4-8058-5187-6